华夏中医系列丛书

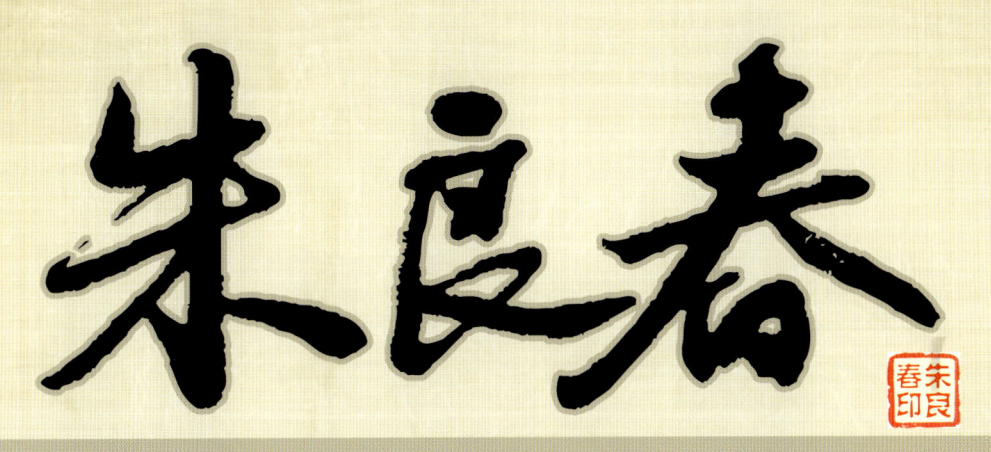

朱良春
精方治验实录
增补修订本

朱建平　王惟恒　马旋卿　强　刚　等整理

中国科学技术出版社
北　京

图书在版编目（CIP）数据

朱良春精方治验实录 / 朱建平等整理. —北京：中国科学技术出版社，2017.1（2024.2 重印）

ISBN 978-7-5046-7359-6

Ⅰ. ①朱… Ⅱ. ①朱… Ⅲ. ①验方—汇编 Ⅳ. ① R289.5

中国版本图书馆 CIP 数据核字（2016）第 322945 号

策划编辑	焦健姿
责任编辑	焦健姿　王久红
装帧设计	华图文轩
责任校对	龚利霞
责任印制	李晓霖

出　　版	中国科学技术出版社
发　　行	中国科学技术出版社有限公司发行部
地　　址	北京市海淀区中关村南大街 16 号
邮　　编	100081
发行电话	010-62173865
传　　真	010-62179148
网　　址	http：//www.cspbooks.com.cn

开　　本	710mm×1000mm　1/16
字　　数	133 千字
印　　张	10
彩　　插	8 面
版　　次	2018 年 5 月第 1 版
印　　次	2024 年 2 月第 8 次印刷
印　　刷	北京盛通印刷股份有限公司
书　　号	ISBN 978-7-5046-7359-6/ R • 1995
定　　价	35.00 元

（凡购买本社图书，如有缺页、倒页、脱页者，本社发行部负责调换）

诉衷情　玖秩述怀

人生匆匆，流光易逝，瞬正玖秩从医七旬。医理幽奥，上工难臻，学海无边，皓首穷经，期冀所得，疴瘰在抱。

先贤德范辉煌，典籍阐岐黄，七旬苦苦求索，宝库撼深藏，勤阅读，多临床，创新章，杏林甘露，甜沁人间，功在杏林囊。

朱良春年方九秩
丁亥夏月于南通

★ 国医大师朱良春先生墨宝

《诉衷情·九十述怀》（丁亥年戊申月）

国医大师 朱良春 简介

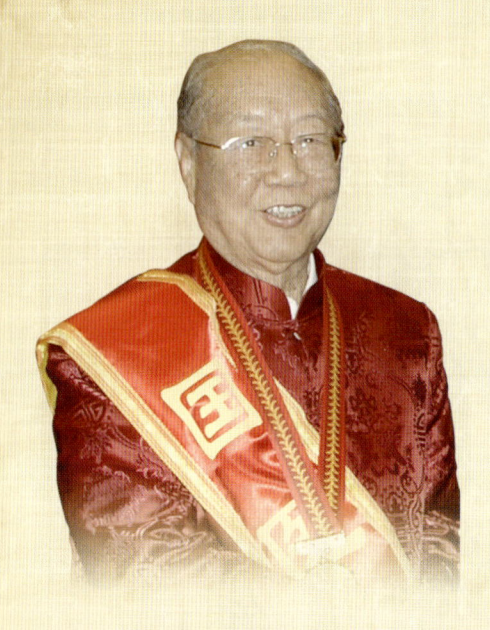

朱良春，字伦，1917年生于江苏省丹徒县。中医主任医师、兼职教授，全国500名名老中医之一。1934年，先生赴江苏孟河学医，医事御医世家马惠卿先生，并于1938年毕业于上海中国医学院，从医70载。

先生因擅用虫类药治疗疑难杂症，饮誉医坛，有"虫类药学家"的美称。所著《虫类药研究》一书，一版再版，畅销海内外，深获好评。其实，这仅是其学术成就的一个方面。他博览群书，上自《内经》，下及诸家，尝取苏东坡"博观而约取，厚积而薄发"为座右铭。对张景岳《类经》尤为推重，以其彰明经义，析理精深；又折服孙一奎《赤水玄珠》之辨治精要；章次公先生"发皇古义，融会新知"之主张和张锡纯之求实精神，对他的启迪教益殊深，故友人对他有得力于"南章北张"之说。他治学严谨，精勤不懈，师古不泥，锐意创新，早年曾提出"辨证与辨病相结合"，以及治疗热性病当"先发制病，发于机先"，治慢性久病宜"从肾论治"的观点。他善于继承前人之经验，结合自己的临床实践，加以升华提高，颇多创见。如以"肝开窍于目"的理论，通过眼血管变化的望诊，来协助肝炎的诊断；用目测人中的长短宽狭来诊断生殖系统疾病，为望诊增添了内容。他不仅对虫类药有较为深刻、系统的研究，而且对部分常用药物，还阐述了其潜在功能，发前人之未发，而写成《用药经验》一书，深受同仁称道。

先生是张仲景所倡导的"勤求古训，博采众方"的忠实实践者。他对内科杂病有丰富的经验，尤其对痹证、脾胃病、肝病、肾病、老年病的诊治，有独到的体会，创制"益肾蠲痹丸"治疗类风湿关节炎有显著疗效，曾获首届国际博览会银牌奖及国家中医药管理局科技成果三等奖,并被列为国家中医药管理局"八·五"中医药科技成果推广的"金桥计划"。

先生思维敏捷,著述宏富。先后著有《虫类药的应用》《章次公医案》《新编汤头歌诀》(合著)《医学微言》《朱良春用药经验集》《章次公医术经验集》《现代中医临床新选》(日文版)《中国百年百名中医临床家·朱良春》等,发表论文140余篇。受各地邀请讲学,足迹几遍及全国。四次受日本东洋医学国际研究财团等三个医学团体之邀,去东京、札幌、西尾等地作学术演讲,载誉而归。1987年12月被国务院批准为"杰出高级专家",暂缓退休;同年中央卫生部授予"全国卫生文明建设先进工作者"称号;1991年7月国务院颁给政府特殊津贴证书;2009年被授予"国医大师"荣誉称号。朱氏事迹已载入《中国当代名人录》《中国当代中医名人志》及英国剑桥传记中心《世界名人词典》等书。

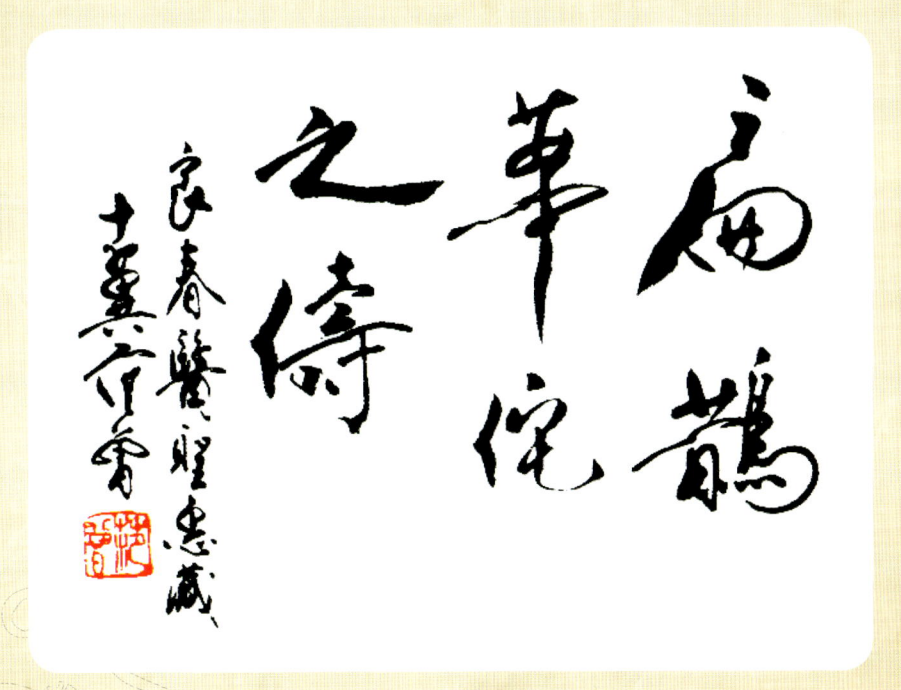

★ 著名书画艺术大师范曾先生题词

剑胆琴心　力宏慈善

——记国医大师朱良春

偏于一隅而名闻天下者，朱良春（1917年8月—2015年12月）也。

南通，这个不大的城市，因为朱良春曾一度成为中医界的热点——创办国内首家名老中医自办的专科医院，承办"首届著名中医药学家学术传承高层论坛"，使30位当今中医顶级的大师巨匠齐聚南通，共商发展大计。

中医界治风湿病素称"南朱北焦"，指的就是南通的朱良春和北京的焦树德。而朱良春经验方"益肾蠲痹丸"是目前唯一能修复骨膜破坏的中药制剂，很多癌症患者也在朱良春这里绝处逢生。

晚年的朱老有着骄人的精力和体力，气度儒雅，虽然一脸平和与安然，但当你感受到他纵贯古今的学识、浩荡心胸和菩萨心肠，不由地就会震动和感动，并生出无限敬意……同时觉得，反对中医的言论是多么的无知和微不足道。

师从名门：闻道马惠卿、章次公

青少年时期的朱良春得了被称为绝症的肺结核，经中医治愈后朱良春决意学医。先是拜师御医马培之的后人马惠卿，后辗转见到章次公，成为其门下，当时朱良春19岁，章次公才33岁，但已经是沪上名医了。章次公有"小孟尝"的美誉，性格豪爽风趣，用药泼辣，对朱良春也另眼看待，出诊经常带着他。朱良春不仅秉承了章公的医术，章氏朴实、善良的家风和平民情怀也深刻地影响了朱良春，并用他的终生践行。

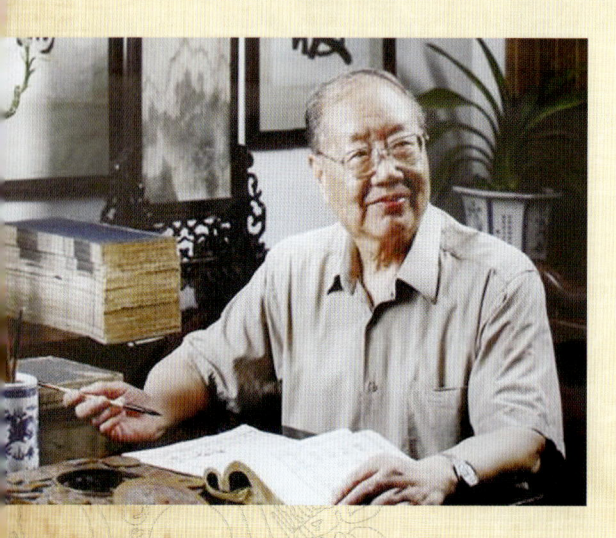

剑胆琴心：用虫药如神

朱良春善用虫药也是受章公的影

响。虫类药为血肉有情之品，生物活性强但作用峻猛、具有一定的毒性，没有一定功底的医生是不敢乱用的。朱良春用量并不是很大，但讲求配伍的精妙，还有"五毒医生"的雅号。正因善用虫类药，朱良春擅治疑难杂症，如类风湿、强直性脊柱炎、癌症等。山西灵石名医李可在一次会议上见到朱良春，热情地跑过去拥抱这位素未谋面的老师，因为李可早年吸取了朱良春用虫类药的部分经验，效果很好，心仪已久。朱良春笑言："不敢当，我现在用药谨慎，不像你那样胆大有魄力。"

力宏慈善：以菩萨心肠对待病患

朱良春不仅医术高明，对待病人的怜悯和尽心也让人相当感动。朱良春新中国成立前在南通行医时，也曾经对贫病施诊给药，给病人开了药后，盖上免费印章，到指定的瑞成药店抓药，朱良春每年端午、中秋、年终同药店老板结账。现在朱老以93岁高龄仍然出诊，而病人未曾看完绝不去吃饭。大家知道，朱老的号是限不住的。因为一限号，患者们就要半夜二三点来排队，朱老说："这样子，没病也等出病来，我心里就不安啊。所以经常照顾加号，尤其是远道而来的病人，他们的心情我非常理解，所以只要条件允许，我都尽量满足病人的要求。"

海襟江志：大道源自平常心

朱老既和邓铁涛、路志正、任继学、颜德馨、焦树德、张琪等名师大家相知很深，也和民间医生、无名晚辈私交甚笃。多年来，朱老从不以名医、大家自居，对同事、下属、学生、徒弟、平民百姓皆一视同仁。

季德胜是旧社会流浪江湖的蛇花子，陈照和成云龙也是治疗瘰疬、肺脓疡的土医生。当时已经是南通中医院院长的朱良春多次前去拜访，和他们终成莫逆之交，使他们自愿将独门秘术捐献给国家。朱良春将三者收为医院正式职工，还帮助他们申报成果，点化成金，并手把手地教他们学写签名。这段佳话广为流传，以至于现在挖掘云南少数民族控制生育秘方还想请朱老出山呢。

朱老从游者甚众，非借位高职显，而是"以诚待人，以德服人"。所有和他打过交道的人都知道他的大度，老人甚至对"文革"期间严重伤害自己的人都能宽容地原谅，能化云为雾，视往事如风。

仁者必寿：子孙盈门　桃李芬芳

朱老在我们的记忆中应该是坚持出诊时间最长的最年长者，而且到离世前的一天还在审阅博士生论文。晚年的朱老身体硬朗，话锋甚健，90多岁还能坐飞机到海内外讲学研讨。有人问及养生诀窍，朱老说主要是心不老。朱老晚年除了出诊，大量的时间都用于接电话、写信和整理文稿。用朱老自己的话说："我这是自讨苦吃，但是苦中有乐！"朱老7个子女中有5个从医，孙辈中有4个学中医药的。朱老诊治过的病人遍天下，弟子遍天下，朋友遍天下。

似乎朱老生来就是为了将杏林甘露遍洒人间！

增补修订说明

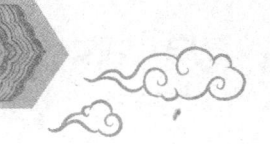

《朱良春精方治验实录》自2010年10月初版、2014年增订再版以来，深受中医药界和广大读者青睐，短时间内先后7次印行。然因出版部门之变故，本书在图书市场已售罄。各地读者纷纷来函求购，并希望更多一些介绍朱老先生的宝贵经验。为报答读者厚爱，我们在中国科学技术出版社的精心指导下，对本书做了充实、增订。本书新增朱老临证精方20首和多则医案，全书选择性地介绍了朱老简便廉验的"通治方"近90首，将"通治方"与辨证论治相结合，每个病种选用方剂删繁就简，画龙点睛地加以叙述，并附医案，希冀便于读者掌握应用，也便于医者、患者在仓促之间按病索方。本书适合广大中医和中西医结合工作者，以及中医药院校学生、研究生和中医自学者、中医爱好者参考阅读。

编　者

2017年春

朱良春 精方治验实录
·增补修订本·

简明本 前言

朱良春先生是当代杰出的中医学家、中医临床大家，全国首届30名国医大师之一。朱老先生长期从事痹病、肝病、肾病的临床研究与科研工作，特别对于风湿病、癌症、肝硬化等疑难重症深有研究，屡获奇效。他不仅医术高明，而且善于挖掘民间经验，乐于培养后继人才，敢为天下先，业绩辉煌，创造出令世人感慨的"朱良春现象"。

先生是张仲景所倡导的"勤求古训，博采众方"的忠实践行者，他宗先师章次公先生"发皇古义，融会新知"之旨，博及医源，精勤不倦，悟性超常。他较早提出了辨证与辨病相结合的科学主张，为中医治病开拓了新的途径；先生对虫类药潜心研究，数十年来，上自《神农本草经》，下至诸家，创虫类药之广用，撰《虫类药的应用》专著，有"虫类药学家"之称；先生创各种疑难杂病的治疗新路，对急性热病的治疗，提出"先发制病"的论点，这一提法，与已故中医学家姜春华教授治疗热病"截断、扭转"的主张，颇有异曲同工之妙。

先生已出版的著作有《章次公医案》《新编汤头歌诀》（合著）《虫类药的应用》《现代中医临床

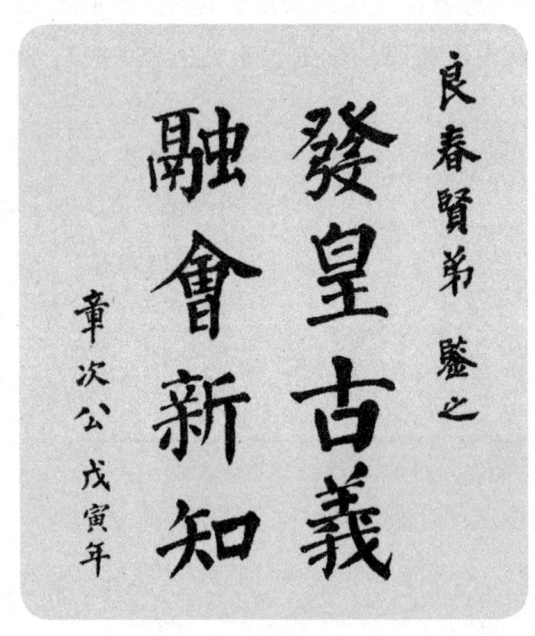

★ 近代著名中医学家章次公先生题词

新选》（日文版，合著）《医学微言》《朱良春医集》等。他是《实用中医内科学》专家审稿组成员，为该书的审稿、定稿付出了辛勤的劳动。他先后在国内中医期刊发表论文140余篇。曾多次受国内有关中医机构之邀，外出讲学，足迹几乎遍及全国。还五度应邀赴日本讲学，备受欢迎，载誉而归。几十年来，在继承和发扬中医药学的历程中，他禀承的治学要领是：师古而不泥古，不囿于一偏之见，不执着一家之言，在采撷百家之长、融会剖析的基础上，善于化裁，敢于闯出新路。朱老遵守师训，行医做人以"儿女性情，英雄肝胆，神仙手眼，菩萨心肠"为准则，德艺双馨，世人为之景仰——他是一位"心似佛而术近仙的大医"！

先生创制了很多新方，如以虫类药为主而创制的"益肾蠲痹丸"治疗类风湿和风湿性关节炎、增生性脊柱炎等，收效显著。以养正消积法治疗慢性肝炎及早期肝硬化之"复肝丸"，以益气化瘀法治疗慢性肾炎之"益气化瘀补肾汤"，治疗乙脑极期神昏之"夺痰定惊散"，治疗慢性痢疾及结肠炎之"仙桔汤"……均历验不爽。朱老所创新方，思维缜密，意蕴宏深，遣药灵巧，值得师法。

有鉴于此，我们编写了本书，选择性地介绍了朱老简便廉验的"通治方"近70首，将"通治方"和辨证论治相结合，每个方剂删繁就简、画龙点睛地加以叙述，并附医案，希冀读者容易掌握应用，也便于医者、患者在仓促之间按病索方。

编写过程中，力求内容系统、深入浅出，以简便廉验作为选录方剂的原则，尽可能展示朱老先生的临证精华。希望本书能成为受读者欢迎的临床珍籍。

由于朱老的学术精深，编者的水平有限，如有偏误，请同仁和读者指正。

编　者
2010年5月

目 录

第一讲 肺系病证经验方

清肺定咳汤（治风热久咳） ·················· 003

旋覆夏麻芍草汤（治风寒久咳） ·················· 007

  五子镇咳汤治百日咳 ·················· 009

  定喘散治疗慢性咳喘 ·················· 010

  参蛤散二方治慢支咳喘 ·················· 010

久咳丸（治久咳痰少） ·················· 011

参蛤散一方（治哮喘） ·················· 013

  蛤贼散治哮喘 ·················· 014

  皱肺丸治肺气肿 ·················· 015

保肺丸（治肺结核） ·················· 016

  抗痨散治空洞型肺结核 ·················· 019

  蛤母丸治浸润型肺结核 ·················· 020

第二讲 肝胆系病证经验方

复肝丸（治早期肝硬化） ·················· 023

豨莶逍遥五苓汤（治湿困黄疸久稽） ·················· 036

  "红花饮"治黄疸久稽 ·················· 039

  宁痛丸治肝炎胁痛 ·················· 040

柴胡桂姜胆草汤（治慢性胆囊炎） ·················· 041

  青蒿茵陈汤治慢性胆囊炎急性发作（胆道感染） ·················· 043

壹

疏清通利排石汤（治胆石症） ……………………………… 044
　　甘缓和中汤治胆石症合并胆囊炎 …………………………… 046
　　三金汤加味方利胆排石 ……………………………………… 047

第三讲　胃肠系病证经验方

苍术饮（治胃下垂） …………………………………………… 051
舒胃散（治慢性萎缩性胃炎） ………………………………… 054
　　地龙糖液治溃疡病 …………………………………………… 057
仙桔汤（治慢性溃疡性结肠炎） ……………………………… 059
皂角牵牛丸（治肥人便秘） …………………………………… 064
痢泻散（治痢疾） ……………………………………………… 066

第四讲　肾系病证经验方

清淋合剂（治淋证） …………………………………………… 071
通淋化石汤（治泌尿系结石） ………………………………… 073
　　益气化瘀补肾汤治慢性肾炎 ………………………………… 076
　　重用益母草治肾炎二方 ……………………………………… 077
　　中药保留灌肠方治尿毒症 …………………………………… 078
　　朱老用蟋蟀治肾病的两则简便方 …………………………… 079

第五讲　心脑血管系病证经验方

蝎麻散（治偏头痛） …………………………………………… 083
　　钩蝎散治偏头痛 ……………………………………………… 084
　　复方白附子散治偏头痛及三叉神经痛 ……………………… 084
太子参合欢皮汤（治胸痹心悸等） …………………………… 085
双降汤（治高血压） …………………………………………… 089
益母降压汤（治高血压） ……………………………………… 091
治中风及中风后遗症经验方 …………………………………… 092

加减镇肝熄风汤治中风急证 ……………………………………… 092
　　振颓丸治偏枯症 …………………………………………………… 093
　　治中风经验方 ……………………………………………………… 094
半夏枯草煎（治顽固性失眠） …………………………………………… 095
　　甘麦芪仙磁石汤治神经衰弱之失眠 ……………………………… 096
健脑开智汤（治老年性痴呆） …………………………………………… 098
　　健脑散治疗脑震荡后遗症及老年痴呆症 ………………………… 101
　　涤痰定痫丸治癫痫 ………………………………………………… 101
夺痰定惊散（治乙脑极期） ……………………………………………… 103
　　定惊散治小儿惊搐 ………………………………………………… 104
　　小儿惊风退热散治小儿惊风 ……………………………………… 105
　　运用虫类药治乙脑后遗症三方 …………………………………… 105

第六讲　痹病经验方

益肾蠲痹丸（治风湿性关节炎） ………………………………………… 111
培本治痹汤（治风湿性关节炎正虚邪实型） …………………………… 114
温经蠲痹汤（治风寒湿痹） ……………………………………………… 116
　　蛇蝎散治类风湿关节炎 …………………………………………… 118
仿桂枝芍药知母汤方（治痹证郁久化热型） …………………………… 119
土茯苓煎剂（治痛风浊瘀痹） …………………………………………… 121

第七讲　生殖系病证经验方

蜘蜂丸（治阳痿） ………………………………………………………… 127
　　温肾起痿汤治肾阳虚型阳痿 ……………………………………… 128
　　阳痿汤温养肝肾，开瘀通络而治阳痿 …………………………… 128
　　补肾丸治肾阳虚下元不固之阳痿 ………………………………… 128
　　蛤茸散治肾阳衰惫之阳痿 ………………………………………… 129
　　培补肾阳汤治阳痿 ………………………………………………… 129

固冲温补汤（治崩漏气阳两虚） ················· 130
安冲清补汤（治血热虚火崩漏） ················· 133
治男科、妇科病证经验方选粹 ···················· 135
    治不射精症验方 ···························· 135
    蜈蝎白椒散治附睾炎 ························ 135
    复方蜂房汤预防子宫绒毛膜上皮癌 ············· 136
    "宣癃汤"治产后癃闭（尿潴留） ··············· 136
    海马温肾散治女子宫冷不孕 ··················· 136
    倍矾散治宫颈糜烂 ·························· 137
    输卵管阻塞 ································ 137
    子宫肌瘤 ·································· 137
    水蛭粉治卵巢囊肿 ·························· 138
    归桃理冲汤治卵巢囊肿 ······················ 138
    理冲汤加减治疗子宫肌瘤 ···················· 138

第八讲　抗癌经验方选粹

抗癌单刀剑方 ···································· 141
治食管癌经验方 ·································· 143
    藻蛭散 ···································· 143
    通膈利咽散 ································ 143
    利膈散 ···································· 144
治胃癌经验方 ···································· 146
    胃癌散 ···································· 146
    消癌丸 ···································· 146
    治胃癌汤方 ································ 147
治肝癌经验方 ···································· 148
    化瘤丸 ···································· 148
    肝癌膏 ···································· 148

朱良春 精方治验实录

第一讲 肺系病证经验方

·增补修订本·

第一讲　肺系病证经验方

清肺定咳汤

（治风热久咳）

【组成】　金荞麦20克，鱼腥草（后下）15克，白花蛇舌草20克，天浆壳12克，化橘红6克，苍耳子、枇杷叶（去毛包）各10克，生甘草5克。

【用法】　水煎服。高热咽喉肿痛，腮肿目赤，加蝉蜕、僵蚕（借两者疏风热、利咽化痰、抗过敏之用）；恶寒者，加炙麻黄3克；高热便秘者，加牛蒡子或生大黄；咳喘甚者，加葶苈子、桑白皮。

【功用】　清肺、化痰、定咳、退热。

【主治】　风热流感，支气管炎，肺炎久咳而偏于痰热者。尤对风温（肺炎）咳嗽、痰多、发热、痰黏稠或黄脓痰，苔微黄、脉数，并口渴欲饮之症，颇有速效。

【方义】　本方中金荞麦又称天荞麦、野荞麦、开金锁，名出吴其濬的《植物名实图考》，性味辛、涩、凉。有清热解毒、排脓祛瘀、祛风利湿、活血祛瘀功能。《分类草药性》谓其能补中气，养脾胃。治咽喉肿痛、肺脓肿、肝炎、筋骨酸痛、菌痢、白带等。本品记载虽早，但临床开拓应用却是近40多年的事，近代实验研究表明，金荞麦对金黄

按：清肺定喘汤，乃朱师自拟之通治风热久咳方。此方用于治疗痰热蕴肺之久咳、痰多或痰黏阻滞、咳唾不爽之症极为合拍。

古训精要

◎（金荞麦）治赤白冷热诸痢，断血破血，带下赤白，生肌肉。（苏敬《新修本草》）

◎治喉闭、喉风喉毒，用醋磨漱喉。治白浊，捣汁冲酒服。

（赵学敏《本草纲目拾遗》）
◎主痈疽恶疮毒肿，赤白游疹，虫、蚕、蛇、犬咬，并醋磨敷疮上，亦捣茎叶敷之；恐毒入腹，煮汁饮。（陈藏器《本草拾遗》）

色葡萄球菌、肺炎链球菌、大肠埃希菌、铜绿假单胞菌均有抑制作用。

考鱼腥草性味辛，微寒，功能清热、解毒、利尿、消肿。《分类草药性》谓能去食积，补虚弱，亦是治疗肺及呼吸道感染的良药。药理研究表明其有抗菌消炎、增强免疫功能、利尿通淋三大作用。

金荞麦与鱼腥草二药相伍，其清化痰热和利湿之功相得益彰，盖无湿不生痰，无热不生痰，湿和热是酿痰之因，湿和热交混蕴结，则痰旋除旋生。今二药相伍同为清热祛湿，湿热二邪分化则痰不再生，不是祛痰，胜似祛痰，痰消则久咳自止。

本方中白花蛇舌草除助其分化湿热二邪和清化痰热之外，还能提高机体抗病能力和调节免疫功能。天浆壳亦名萝藦荚，性味咸平，能软坚、化痰、清肺、止咳、平喘。枇杷叶微苦辛，清肺和胃降气化痰，气下则火降痰顺，则逆者不逆，呕者不呕，咳者不咳矣。二药均镇咳平喘，用量不可过大，此方有宣肃同用之妙。方中苍耳子有抑制流感病毒和抗过敏之作用，又能祛湿升阳通督，朱师喜掺用流感方中意寓扶正。橘红调中化痰，甘草润肺止咳，共奏清肺定咳之功。

【病案】 汤某，咳嗽缠绵1个月，服中西药多方未愈，咳呛胸痛，口干欲饮，纳食不香，痰多黏稠，夹黄脓痰，舌红苔黄腻，脉弦细。诊为

第一讲 肺系病证经验方

痰热蕴肺，外感误治，投"清肺定喘汤"服5剂，咳止痰净，诸证如失。

相关链接　金荞麦

本品为蓼科植物天荞麦的根及根茎。冬季采挖。晒干。切厚片生用。

【性味与归经】 味辛、涩，凉。归肺经。

【功能与主治】 清热解毒，排脓祛瘀。用于肺痈，肺痈咳嗽，咽喉肿痛，产后瘀阻腹痛，痛经，风湿痹痛，关节不利。

【用法与用量】 内服，煎汤，12～45克，或研末；外用捣汁或磨汁涂。外用适量。

【临床应用】

◎治肺脓肿：用金荞麦水剂或酒剂每次40毫升，每日3次，共系统观察395例，结果：痊愈288例，好转33例。[中草药，1982（10）：35]

◎治细菌性痢疾：用金荞麦片剂或水剂口服，水剂每次50毫升（儿童40毫升），片剂每次10片，日服3次。共治疗80例，总治愈率达95%。[南通医药，1982（1）：96]

◎治闭经：野荞麦鲜叶90克（干叶30克），捣烂，调鸡蛋4个，用茶油煎熟，加米酒共煮，内服。（《全国中草药汇编》）

◎治闭经等妇科病：用金荞麦大剂量（40～50克）与益母草、鸡血藤配伍治疗闭经；一般剂量

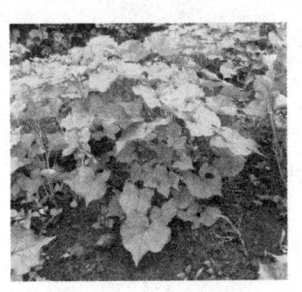

研究表明，金荞麦根含双聚原矢车菊素、海柯皂苷元、β-谷甾醇、鞣质及水解后可得对-香豆酸、阿魏酸和葡萄糖苷。还含左旋儿茶精等。药理研究表明，金荞麦根中提取物有明显的抗癌作用，其浓度在0.1克/升时对多种癌细胞的集落抑制率达100%；对金黄色葡萄球菌、肺炎链球菌、大肠埃希菌、铜绿假单胞菌均有抑制作用，醇剂作用大于水剂；金荞麦浸膏能增强小鼠腹腔巨噬细胞的吞噬功能，但巨噬细胞总数未见增多。（陈仁寿主编《国家药典实用中药手册》）

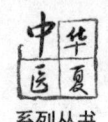

朱批点睛

金荞麦又称天荞麦、野荞麦，该药虽见于《本草拾遗》，但在临床开拓应用却是近40多年的事。金荞麦清热解毒，祛风利湿，实验研究显示无直接抗菌作用，但临床治疗肺脓肿、肺炎等肺部感染性疾病及肠道炎症有较好的疗效。余治疗上呼吸道与肠道感染，喜以本品与功能清热解毒、利尿消肿的鱼腥草相伍，加入辨证方中，常能获得较为满意的疗效。

——朱良春

（20～30克）与仙鹤草、乌梅、墨旱莲等同用治疗子宫肌瘤、行经量多；若与木香、香附子配伍，则可用于痛经；与土茯苓、败酱草同用，又可治疗急、慢性阴道炎，盆腔炎等。[中国民族医药杂志，2000，42：60]

◎治原发性痛经：用金荞麦50克（鲜品70克），每日煎服2次，于正常月经来潮前3～5天用药。每次连服2剂。共治疗30例，痊愈19例，好转9例。[中医杂志，1990（8）：39]

◎治脱肛：鲜金荞麦、苦参各300克。水煎，趁热熏患处。(《浙江天目山药植志》）

旋覆夏麻芍草汤

（治风寒久咳）

【组成】 旋覆花 8 克，生旱半夏 6～10 克，生麻黄 1.5 克，茯苓 6 克，生姜 3 片，生白芍、甘草各 3 克。

【用法】 放陶瓷有盖口杯隔水炖 15 分钟温服。

加减：咽痛喉痒者，加桔梗、前胡各 5 克，薄荷 2 克；恶风、食少乏力，手足不温者，加徐长卿 10 克，荆芥 6 克；久咳痰少黏稠，加浙贝母、桑叶各 6 克。

【功用】 化气止咳，利水除痰。

【主治】 风寒咳嗽，症见咳呛阵作，少有痰声，似燥咳而实非。

【方义】 朱老自拟旋覆夏麻芍草汤，乃熔仲景旋覆代赭汤、小半夏加茯苓汤、芍药甘草汤、甘草麻黄汤于一炉，并以旋覆花合小半夏汤为组方主药。方中旋覆花咸温微辛，功能消痰、下气、软坚、行水，张德裕的《本草正义》云："旋覆花，其主治当以泄散风寒，疏通脉络为专主。"又云"或谓旋覆花降气，寒邪在肺，不宜早用，则只知疏泄之力足以下降，而不知其飞扬之性本能上升"，

此方以其简朴轻灵而屡建奇功，通治风寒久咳，凡因中西医误治之外感风寒久咳不愈者，毋论新久虚实或寒热夹杂，甚至缠绵数月或半年未见化燥化火者，或遍用中西诸药未效者，投此方效验如神。

伍半夏、生姜，又取三药之辛开，辛者能散能横行，故能携麻黄宣散肺气达于皮毛，降中有宣，宣中有降，肺之治节有权，取旋覆花之味咸，咸能入肾，故能纳气下行以归根，俾胃中之痰涎或水饮下行，即无逆犯肺之害，方中少用生白芍、甘草，以酸甘化阴，既益肺津，又轻敛肺气，且二药为伍，有缓解支气管平滑肌痉挛之功，故有止咳作用。临床反复体会，生半夏、旋覆花、生姜、白芍、甘草五药在方中为举足轻重之品，不可代替，此方药简，剂小量轻，不取煎服，而取口杯加盖隔水炖服，亦是取效之关键。

邱志济按：朱师治咳用药主张简朴轻灵，简朴轻灵之品能开达上焦，肺居上焦，"上焦如羽，非轻不举"。风寒郁闭于肺，是外感久咳不愈之主要原因。临证见风寒久咳者较多。究有外感风寒误投辛凉或甘寒之过，有早用镇咳肃肺之品至风寒郁闭于肺，更值一提的是时医（指西医和自我从属西医的中医）统以炎症为热证，不论气管炎、流感、上呼吸道感染，统

【病案】 一亲戚之友人独生子8岁，因外感风寒咳嗽，在省儿童医院诊为急性支气管炎，住院治疗3个月，使用多种抗生素、激素，花费了数千元费用罔效，并用中药配合治疗，所谓中西医结合。杏苏散加减，止嗽散加减，桑菊、银翘加减，三拗汤加味，麻黄汤加味，小青龙汤等方杂投，了无寸效。邀笔者诊时，见咳呛阵作，少有痰声，似燥咳而实非。咳声不爽，自述咽痒，咽痛痰难，舌淡苔白薄，脉沉细紧，大便二日一行，此乃风寒郁闭之久咳，仿朱师旋覆夏麻芍草汤加味。药用：旋覆花6克，半夏3克，生麻黄1克，茯苓6克，生姜3片，生白芍、甘草各3克，桔梗5克，前胡3克，薄荷2克，嘱放陶瓷有盖口杯隔水炖15分钟温服，2剂。服后诸症十去八九，嘱再服2剂以善后，仅花药费

第一讲　肺系病证经验方

2元余。病家大赞中医药疗效之神奇，大赞中医药之简便廉验的特色。（引自邱志济①等《朱良春杂病廉验特色发挥》）

[注]①邱志济：男，1944年生，浙江瑞安市人，汉族，主任中医师，肝病专家，杂病专家。为当代中医临床大师朱良春之入室弟子。

体会：《经》云："咳嗽之总病机为痰涎或水饮，聚于胃，关于肺"。上方辛开渗利，方中旋覆花、旱半夏，降逆和胃之中，而又加茯苓以涤饮除痰，在仲景《伤寒》《金匮》中，咳者加半夏，痰多加茯苓，几为定律。盖旋覆花、半夏降逆，则气降咳自止；茯苓利水则水去痰自除。观《金匮》痰饮咳嗽篇，半夏原治支饮，苓甘五味姜辛汤条下，"咳者复内半夏以去其水"，此乃半夏既能治咳又能利水之明证也，故半夏治咳，何尝不利水，水为痰之源，茯苓渗利行水，何尝不治咳，更妙在轻用生麻黄，意在通阳于外，少用茯苓则通阳于内。水气搏于外，则用麻黄，水气搏于内，则用茯苓，两端兼顾，寓化气止咳、利水除痰之妙。

以消炎论治，均投类似寒凉中药之类的抗生素和消炎药，或以清热解毒中药统治"炎症"，殊不知中医的辛温疏散、宣肺祛痰、发汗温阳等均有"消炎"之奇效。

🔖 方药传真

■ **五子镇咳汤治百日咳**

百日咳又名顿咳，较为顽缠。我拟定五子镇咳汤治之。一般连服4～7剂即可愈。方由天竹

009

①天竹子：为小檗科植物南天竹的果实。又名天竺子。性平，味酸、甘。功能敛肺镇咳。用于久咳气喘、百日咳。

②六轴子：为杜鹃花科植物羊踯躅（闹羊花）的果实。味苦，性温。《饮片新参》说它"敛肺……化痰，定喘咳。"朱老常以之作为镇咳药，屡有效验。

子^①、白苏子、车前子各6克，甜葶苈子4克，六轴子^②1克，百部8克，甘草3克组成。具有镇咳、降逆之功。疗程较短，药价亦廉。

■ 定喘散治疗慢性咳喘

本散治疗虚性咳喘（包括心脏性喘息、支气管哮喘、肺气肿及支气管扩张的咳喘），可以制止喘逆，减少痰量。方用红参15克，蛤蚧1对，北沙参、五味子各15克，麦冬、化橘红各9克，紫河车20克，共研极细末，每服1.5克，一日2～3次。如服后效不显者，可酌增其量。如合并感染发热者，宜先服汤药以挫之，待热退后始可服用。在不发作时，可每日或间日服1次，以增强体质，控制复发，巩固疗效。

■ 参蛤散二方治慢支咳喘

朱老指出，蛤蚧入药，以尾部力量最强，故无尾者不用。用时须剔去细鳞，去头足，以黄酒浸透后烘干研作细粉，入丸散剂，做汤剂则效力减弱，且其气颇腥，易于作呕。

蛤蚧2对，红人参、桃仁、杏仁、桑白皮、川贝母、甘草各30克。用法：上药共研细末，每服4克，1日3次。主治慢性支气管炎、肺气肿、肿心病，多系肺肾两虚者。本方从宋代《圣济总录》治肺嗽、面浮之独圣饼（人参1株，蛤蚧1对为饼子），《太平圣惠方》治虚劳咳嗽及肺壅上气之蛤蚧丸（蛤蚧、贝母、紫菀、杏仁、鳖甲、皂荚仁、桑白皮）化裁而出。功能补气益肾，清肺化痰，佐以祛瘀，标本兼顾，诚为良方。

久 咳 丸

（治久咳痰少）

【组成】 杏仁15克，枯矾6克，罂粟壳12克，五味子10克。

【用法】 共研细末，蜜丸梧桐子大，每晚服14～20丸。

【功用】 敛肺镇咳，祛痰平喘。

【主治】 适用于久咳不已而痰少者。

【方义】 久咳丸是朱老治疗久咳不已的经验方。罂粟壳、五味子敛肺镇咳，枯矾祛痰，杏仁泥既能止咳平喘，又能润肠通便，可以防止罂粟壳涩肠之弊。此乃循清·喻昌的《医门法律·咳嗽续论》："咳久邪衰，其势不脱，方可涩之"之意，此方定咳宁嗽之功甚著。

按：久咳丸定咳宁嗽之功甚著。但外邪未净者，不宜服。

【病案】 冒某，女，31岁，工人。

咳嗽缠绵2个月，曾服中药治疗未愈。呛咳喘促，胸闷气短，入夜更甚，偶有白黏痰咳出，口苦较甚，舌尖偏红，脉象细涩。证属肺气不足，肃降失司之候，方选定喘汤加减。

处方：炙麻黄5克，银杏肉6克，炙紫苏子

10克，生甘草5克，款冬花10克，杏仁12克，桑白皮10克，制半夏10克。

药服4剂，罔效。

病证分析：请朱师再诊，先生根据患者呛咳频作，痰成白黏，入暮气逆，难以平卧，胸闷纳减，舌尖红、苔薄，脉弦细，责之肺、脾、肾俱虚，气阴两伤，气失降纳，咳喘乃作。治宜补肺调脾，益肾纳气，止咳平喘。遂拟二方：

[方一] 淮山药20克，牛蒡子（打）10克，川百合15克，核桃肉10克，儿茶8克，生甘草8克。4剂。

[方二] 久咳丸，每晚服20丸。

服汤药共6剂，汤丸合用，咳止喘平，诸症均除。

体会：本例先由朱老弟子治疗，辨证上虽属相近，但选用定喘汤则欠切合。因定喘汤适用于外感风寒，内蕴痰热，以致肺气不能肃降者。而气逆咳喘者，取其宣通肺气，除痰定喘。今患者呈现肺、脾、肾俱虚，气阴耗伤之证，故定喘汤殊属不当。朱师改予补肺调脾，益肾纳气，止咳平喘之品，并佐以久咳丸，服药6剂，咳止病愈。

按：汤药方以淮山药与牛蒡子同用，是吸取张锡纯之经验。张氏云："牛蒡子体滑气香，能润肺又能利肺，与山药、玄参并用，大能止嗽定喘，以成安肺之功。"百合润肺止咳，核桃肉补益肺肾，配合补肺止咳药善治肺虚久咳，并有定喘作用；儿茶、甘草能清热、生津、化痰。药味虽简，奏效满意。

第一讲 肺系病证经验方

参蛤散一方
（治哮喘）

【组成】蛤蚧1对，人参（太子参30克可代之）、北沙参各20克，紫河车24克，麦冬、化橘红各12克。

【用法】共研细末，每服2～3克，每日2～3次；症情改善后，改为每日1次。

【功用】补肺肾，定喘嗽，润肺化痰。

【主治】顽固虚喘（包括支气管哮喘、心源性喘息），久而不愈，或合并肺气肿、肺心病、气促、面浮肢肿，呈现肾不纳气者。

【方义】方中人参大补肺气，蛤蚧大补肾精，精气足则喘平嗽止。紫河车有补肾益精、益气养血之功，大能治虚损、羸瘦、咳血气喘，《本经逢原》谓："用以治骨蒸羸瘦，喘嗽虚劳之疾，是补之以味也。"北沙参、麦冬、化橘红养阴润肺化痰。如斯则肺气得补，精气得充，肾气得纳，痰热清化，而奏温肾培补、气阴并益、标本兼顾之效。

朱老历年来，凡遇顽固虚喘（包括支气管哮喘、心源性喘息），久而不愈，或合并肺气肿、肺心病、气促、面浮肢肿，呈现肾不纳气者，除有感染者外，

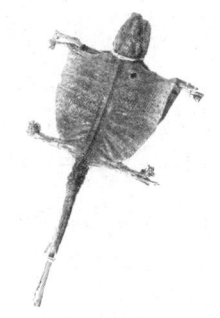

■ 蛤 蚧

按：蛤蚧的临床应用，可上溯至宋代。《开宝本草》谓其"主久肺痨，疗咳嗽"。《日华子本草》谓其"止嗽"。《海药本草》谓其"主肺痿上气，咯血咳嗽"。均言其为治虚劳咳嗽之要药。李时珍《本草纲目》对蛤蚧的功用，有过精辟的分析，云："昔人言补可去弱，人参、羊肉之属。蛤蚧补肺气，定喘

013

止渴，功同人参；益阴血，助精扶羸，功同羊肉。近世治劳损痿弱，许叔微治消渴皆用之，俱取其滋补也。刘纯云气液衰、阴血竭者宜用之；何大英云定喘止嗽，莫佳于此。"朱老认为，盖蛤蚧咸平，长于益肺气，又系血肉有情之品，能益肾精，不失为补肺益肾、收摄肾气之良药。故久咳虚喘亟宜用之。

均用参蛤散，每收佳效；其功效能逐步稳定病情，以致少发或不发。

【病案】沈某，男，56岁，干部。咳喘已十余年，入冬为甚。近几年来，逐步加剧，咳喘气促，活动则尤甚，入暮难以平卧；痰白黏，咳唾不爽，胸闷若窒，纳谷欠馨，晨起面浮，午后足肿。胸透：两肺纹理粗乱，透亮度增强，横膈下移。印象：肺气肿。苔薄质淡红，脉细滑。肺、脾、肾三脏俱虚，相互影响，因之病情日益加重，为今之计，治宜侧重温肾培补，气阴并顾，以冀喘促缓解，痰咳爽利，肺气乌贼骨渐复，而趋稳定。予参蛤散一料，每服1.5克，一日二次。服后喘促稍见平复，自觉胸闷渐畅，夜能平卧；继服之，精神、食欲随之恢复，活动后喘促亦不加甚，颇感爽适。共服两料，喘促稳定未作，已能参加轻工作。随访2年，比较巩固。

朱批点睛："蛤贼散"对慢支咳喘不已，素体质偏虚者，最为适合。蛤蚧补肺润肾，止嗽定喘，而乌贼骨孟诜谓其"久服益精"，《叶氏摘玄方》用其治小儿痰齁（齁：音hōu，喘急的样子，指哮喘病）；

方药传真

■ 蛤贼散治哮喘

蛤蚧1对，乌贼骨150克。用法：共研细末，加白糖500克，混匀，分作40份，每服1份，早晚各1次。一般1～2周见效，3～4周稳定。功效：温肺调脾，纳气定喘。适用于哮喘反复发作，慢支咳喘不已，属素体偏虚者。

第一讲 肺系病证经验方

【病案】汪某，男，49岁，干部。6年前，冬季因去西北出差，感受风寒，咳呛3月余，始趋缓解；以后劳累或受寒即发作，冬季为甚，顷则夏季亦作，作则咳呛气促，胸闷不畅，痰作白黏，咳唾不利，甚则涕泪俱出，面红气急，必俟白色痰黏咳出始舒。食欲减退，精神疲乏。苔薄腻，质淡胖，脉细软。此久咳伤肺，肺脾两虚，可予蛤蚧散，以温肺调脾，止咳定喘。服后6日，即见轻减，痰咳较爽，咳势减轻；2周后渐趋稳定，食量亦增；继服之，遂告平复。3年后随访，未复发。

因此，它也是一味治慢支、哮喘的有效药。
——朱良春

■ 皱肺丸治肺气肿

该丸由五灵脂60克，柏子仁15克，核桃8枚（去壳）组成。用法：共研成膏，滴水为丸，如小豆大，甘草汤过口，每服15粒，每日2次。有祛瘀化痰、敛肺纳肾之功，治咳嗽肺胀，动则短气，对肺气肿之轻者有较好的疗效。朱老以之治疗肺胀（肺气肿），取得佳效。

【病案】方某，女，61岁，农民。宿有慢性支气管炎，冬春为甚，近年来发作较频，咳逆气短，活动后更甚，胸闷欠畅。胸透：两肺透亮度增强。舌质衬紫，苔薄腻，脉细。此肺肾两虚，痰瘀阻滞之肺胀也，予敛肺纳肾法。皱肺丸两料，每次15粒，每日2次。

服药2周后，咳呛显减，胸闷、短气改善，每晨继服该丸，晚服河车大造丸6克，逐步痊愈。

按：朱老认为，肺胀（肺气肿）多继发于慢性支气管炎、哮喘等疾，由于肺脏膨胀，先贤根据症状推理而定名为"肺胀"，是十分确切的。同时在治疗上有皱肺法，多家创制皱肺丸治疗本病，具有良效。其中《普济方》之皱肺丸，明确指出："治咳嗽肺胀，动则短气，"是完全符合肺气肿的证治的。

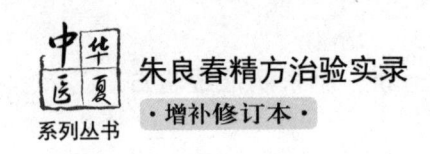

保 肺 丸

（治肺结核）

按：肺结核病属中医学"劳瘵"范畴。中医治疗劳瘵，从单纯的调补血气，到张锡纯创十全育金汤的攻补兼施是一进步。朱老在20世纪70年代宗张锡纯之法创制的保肺丸、地榆葎草汤、肺痨膏内服外治，汤丸互补，数法联合，疗效卓著。

【组成】 ①土鳖虫、紫河车各120克，百部180克，制何首乌、白及各450克；②生地榆、葎草、黄精各180克。

【用法】 先将土鳖虫、紫河车、百部、制何首乌、白及研成粉末，再将生地榆、葎草、黄精等煎取浓汁，泛丸烘干或晒干。每服9克，每日2～3次。

临床应用：①遇长期发热者配合地榆葎草汤——由生地榆、怀山药各30克，青蒿子、葎草各20克，百部15克，甘草6克组成，日1剂，水煎服。②如属顽固性肺结核或空洞，配合外敷肺痨膏——由干蟾皮、守宫、乳香、没药、蜈蚣共粉碎，搅入市售之外科黑膏药内，用软猪皮废角料做成膏药备用，用时微火烘软，敷在肺俞、膻中等穴，3天换药1次。

【功用】 培土生金，抗痨益肺。

【主治】 用于肺结核及结核病后遗症。对肺结核经西药治疗复发的病例，证属气阴两虚者，用之亦多效验。

第一讲 肺系病证经验方

【方义】 方用土鳖虫活血散瘀，穿透厚壁空洞，推陈致新；配合白及补肺泄热，敛肺止血，逐瘀生新，消肿生肌；何首乌制用能滋补肝肾，李时珍谓其功在地黄、天冬之上；《本草再新》突出其"补肺虚，止吐血"。紫河车大补气血，缪希雍的《本草经疏》谓其"乃补阴阳两虚之药，有返本还元之功"。性虽温而不燥，有疗诸虚百损之功能，现代药理证明含有多种抗体及脑垂体激素，能诱生干扰素以抑制多种病毒。其扶正祛邪排毒之力远胜于十全育金汤中之野台参。百部杀虫而不耗气血，最有益于人，兰茂的《滇南本草》谓能"润肺，治肺热咳嗽，消痰定喘，止虚痨咳嗽，杀虫"。现代药理证明其能抗多种病菌，且抑制结核杆菌。生地榆清热凉血，护胃抗痨，收敛止血。肺结核即肺痨，多有潮热盗汗、咳嗽、咯血等阴虚火旺症，生地榆对肺结核之潮热尤有卓效，朱师谓其微寒而不凝，性涩而不滞，止血尚能行血，敛热又可化瘀。老鹳草清热解毒，消瘀抗痨。黄精功能补五脏，润心肺，填精髓，强筋骨，并有抗菌降压的作用，现代药理研究对结核杆菌及多种真菌均有抑制作用，对肺结核之痨咳潮热尤有著效。临床体会，对耐药性强的肺结核病例，或用抗痨西药治愈的肺结核后遗症有卓效。

地榆葎草汤配合使用在长期服抗痨西药而连续发热数月不退者，意在补保肺丸药量之不足，乃有调正、平衡、汤丸互补之意。要知此类长期

按：综观保肺丸之功效：一则杀其虫以绝其根本，二则补其虚以复其真元，三则散其结瘀而生肌弥洞。中医治疗肺结核的治则是"培土以生金"，这是中医理论之精华。是提高治疗肺结核临床疗效的有力保证，保肺丸用胎盘、黄精即是培土生金之意。

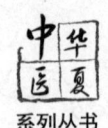

按：朱师之保肺丸中胎盘和黄精同用，熔甘温、甘凉于一炉，相互监制。妙在温凉并用，兼培阳土、阴土，平调培土以生金。当代临床中医学家邓铁涛教授用六味地黄汤加高丽参治肺结核病长期失眠，3剂治愈，乃典型的气阴两虚肺结核病治法和用药，患者失眠乃阳气浮越，夜不交于阴所致。此法和朱师拟紫河车和黄精同用理出一辙。邱志济大夫所拟之"芪术黄精六味汤"即仿朱师和邓老之意。

发热、朝轻暮重的病例，必须停服一切抗痨西药，才能收到理想的退热效果。

【病案一】 范某，男，40岁。1985年春节就诊。自述因咳嗽，痰带血丝，疲劳短气，动则自汗、夜间盗汗，连续发热数月，中西药屡屡未效，住入某医院，经X线摄片证实右上肺有大空洞两处，2厘米×5厘米，并见散在絮状阴影多处，痰液化验有抗酸杆菌，诊为厚壁空洞型肺结核。6年来选用各种抗痨西药，未见显著效果。此次住院治疗又用最新抗痨药和西药激素月余未效，故转笔者诊治。症状简述：咳嗽胸痛，食欲缺乏，恶寒便秘，上午体温37.8℃，日晡时体温38.5～39℃，形瘦神疲，舌嫩红、苔薄白无津，脉弦细数，证属气阴两虚，瘀热壅肺，投保肺丸一料，嘱日服2次，每服10克。另外敷肺痨膏30张，嘱轮敷肺俞穴和膻中穴，配合地榆葎草汤。共服汤丸20天，体温正常，诸症好转。转投"芪术黄精六味汤"。

药用：生黄芪30克，生白术15克，炙黄精30克，生地黄20克，怀山药35克，山茱萸、牡丹皮各20克，茯苓30克，土鳖虫10克，川黄连2克。日1剂。水煎服。

配合保肺丸、外敷肺痨膏，3个月后复查，肺空洞基本闭合。絮状阴影消失。

停用汤剂、外敷膏药，单投保肺丸又一料以善其后，再嘱愈后守服"参苓白术丸"1年以巩固和康复，追访至今无复发。

第一讲 肺系病证经验方

【病案二】 周某，男，43岁，木工。患肺结核已3年，因未正规系统治疗，迄未痊愈。右肺上叶有2厘米×3厘米空洞，伴有散在絮状阴影；形瘦神疲，潮热盗汗，咳呛纳呆；血沉38毫米/小时。苔薄质红，脉细弦而数。气阴两虚，瘀热壅肺，予保肺丸一料。

药后症情逐步恢复，3个月后复查，浸润病灶吸收，空洞闭合。嘱其继续服用以巩固之。

按：保肺丸既辨证，又辨病；既治标，又治本，充分反映了朱老诊疗的思路，甚有启迪。

方药传真

抗痨散治空洞型肺结核

凡肺结核伴有空洞而久治不愈者，其病灶多呈僵化状态，非一般药物所能收效，常需给予开瘀消痈、解毒医疮之中药以"推陈致新"，始可促使病灶吸收，空洞闭合，"抗痨散"即为此而设，其处方为：炙全蝎①、白及、紫河车各120克，炙蜈蚣、土鳖虫各60克，甘草30克，研为细末，每服4克，每日3次。

【病案】 魏某，女，49岁，农民。患慢性纤维空洞型肺结核已八载，迭经中西药物治疗，迄未奏效。面色晦滞，形体尪羸，咳呛气促，痰多而浊，偶或带血，胸痛隐隐，盗汗失眠。纳谷不馨。苔腻质紫，脉弦细而数。证属肺痨重候，乃肺体久损，痰瘀凝滞，邪羁不去，正虚难复之征。治宜开瘀解凝。培正补肺并进，予抗痨散一料，冀

①全蝎：全蝎又名全虫，味辛性平，有小毒，入肝经。乃治风要药，凡惊风、抽搐，必不可少；并擅窜筋透骨，对于风湿痹痛久治不愈者，更有佳效。还有开气血之凝滞，解毒医疮，内消僵肿之功，近人用其治癌肿、结核、血栓闭塞性脉管炎等，均据此引申而出。其用量一般为2～3克，研细末，分2次吞服，长期服用，无毒性反应，朱老曾治一骨结核患者，连服2年，病愈而无任何不适之感。但体虚者，需与补益气血药同用。

019

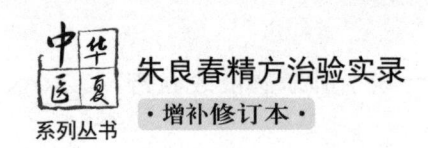

能应手。

药后精神较振，咳呛、咳痰均减，活动已不气促。盗汗、失眠已见好转，纳谷渐香。胸透复查：病灶明显吸收，空洞略见缩小。上方续服两料，诸象悉除，体重增加。摄片示：空洞闭合，炎症吸收。已能从事一般轻工作。

■ 蛤母丸治浸润型肺结核

组成：蛤蚧1对，北沙参60克，知母、川贝、杏仁各30克。用法：共研细粉，炼蜜为丸如绿豆大。每服6克，每日2次。如舌质红绛，潮热较甚者，可用生地黄、麦冬各9克，生地榆30克，煎汤送丸。功用：养阴补肺，培益脾肾。主治：适用于浸润型肺结核或伴有空洞而偏阴虚气弱的患者。

【病案】殷某，女，39岁，农民。青年时有肺结核病史，近5个月来形体逐渐消瘦，日晡潮热，纳减盗汗，咳呛少痰，有时带红，口干。胸透：两肺上中均有片状阴影，边缘欠清；血沉52毫米/小时。苔薄质红，脉弦细而数。乃阴虚肺燥之劳瘵证，予蛤母丸，用养阴之地、麦，清热解毒之地榆煎汤送服。两周后症状即显见好转；1个月胸透复查，两肺片状阴影大部分吸收；血沉下降为23毫米/小时。原方继服，3个月而愈。

本方中蛤蚧长于补肺润肾，温阳益气，能提高机体防御功能，增加体质，加速病灶的吸收和愈合。伍以养阴的沙参、知母，止咳化痰的贝母、杏仁，对浸润型肺结核或伴有空洞而偏阴虚气弱的患者，最为合适。

朱良春 精方治验实录

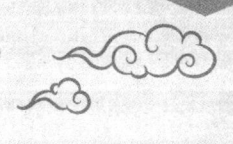

第二讲 肝胆系病证经验方

·增补修订本·

复肝丸

（治早期肝硬化）

【组成】①紫河车、红参须各20克，炙土鳖虫、炮穿山甲片、广郁金各24克，参三七片12克，生鸡内金、广姜黄各18克；②虎杖、石见穿、蒲公英、糯稻根各120克。

【用法】将①组药物共研为细粉末，再将②组药物煎取浓汁泛为丸。每服3克，1日3次，食后开水或以汤药送服。1个月为1个疗程。

【附录】在2006年版《朱良春医集》中，本方用药剂量与用法又有改进。处方：红参须、参三七各40克，土鳖虫、紫河车、穿山甲、姜黄、郁金、鸡内金各100克，研极细末；另用虎杖、石见穿、糯稻根各250克，煎取浓汁，与上药粉泛丸如绿豆大（或轧成药片、散剂、制成胶囊亦可）。每服3克，1日2次，食前服。1个月为1个疗程，一般服2～3个疗程，可获稳定或基本治愈之效。

【功用】化瘀消癥，扶正祛邪。

【主治】早期肝硬化肝功能损害，肝脾大，或仅肝大，胁痛定点不移，伴见脘闷腹胀，消瘦乏力，面色晦滞，红丝血缕或朱砂掌，舌暗红或有瘀斑，

按：朱老曾于1959—1962年，拟订复肝散，治疗早期肝硬化肝功能损害的病人60余例，对于改善症状和体征，促使肝功能好转，取得一定疗效。处方在《中医杂志》1963年第8期发表后，各地重复验证，证明其对慢性肝炎之瘕块癥积及早期肝硬化，确有改善症状与体征、促进肝功能好转之疗效。因此，朱老在此基础上加以修改，制成丸剂，定名为"复肝丸"，结合辨证用药，疗效十分显著。

脉象弦涩或弦细等症。

【注意事项】对于肝胆湿热壅遏，转氨酶明显增高者，此丸不宜早用，必须待湿去热清，方可斟酌用之。

【方义】早期肝硬化属癥积、痞块范畴；晚期肝硬化出现腹水者，则属臌胀、单腹胀范畴。现代医学认为肝硬化的病理特点是，肝细胞变性坏死后，出现纤维组织增生、肝细胞结节状再生、假小叶形成，三种改变交错进行。由于结缔组织增生和小叶结构的改变，使肝血管的分布发生一系列的变化，即肝内血管网减少和血管网发生异常吻合。这种变化常是肝功能不全和门静脉高压发生的基础。这与中医肝郁血滞、瘀凝络脉的病机颇为一致。近年来，由于免疫学的迅速发展，发现慢性肝炎和某些肝硬化的形成均与自体免疫有关，在病程中均有细胞与体液免疫功能异常的表现，而活血化瘀法不仅能扩张肝内的血管，改善肝细胞供血，提高肝细胞耐缺氧能力，对损伤之肝细胞有修复作用；同时还具有抑制成纤维细胞的形成，减少胶原物质的分泌，抑制肝纤维组织增生，促进正常免疫功能和抑制异常免疫反应的作用。从中医辨证角度来说，肝郁血瘀的产生，和人体正气的强弱是有密切关系的，因此，针对肝硬化虚中夹实的病机，采用扶正祛邪的治则，拟订复肝丸，益气活血，化瘀消癥。

方取紫河车大补精血，红参须益气通络，两

按：据邱志济主任医师介绍，借复肝丸或配合煎剂治疗各种慢性痼疾，如浅表性胃炎、甲状腺囊肿、乳腺增生症、乳房纤维瘤、子宫肌瘤、宫颈息肉、结肠息肉及卵巢囊肿等，用之恰当均有理想之效果。值得进一步研讨。

第二讲　肝胆系病证经验方

味用以扶正；参三七活血止血、散瘀定痛；土鳖虫活血消癥，和营通络；更加郁金、姜黄疏利肝胆，理气活血；生鸡内金、炮穿山甲片磨积消滞，软坚散结。全方着眼于肝血郁滞、瘀凝脉络的主要病机，着眼于扶正祛邪、消补兼施的治疗原则，又以丸剂小剂量常服之法，补不壅中，攻不伤正，以冀癥积潜移默消，促使肝脾病变的改善和恢复。通过临床实践，疗效尚称满意。虽然观察病案不多，但颇有进一步探索的价值。

■ 穿山甲

临床应用研究表明，复肝丸平调脏腑阴阳，乃取仲景大黄䗪虫丸重药轻投之法。对早期肝硬化患者，因久病体虚，正虚邪恋，有补不耐补，清不能清，且攻不胜攻之患者，尤为合拍。缓缓斡旋，乃虽不大补，胜似大补，虽不大攻，胜似大攻。此丸温消并用，攻补兼施，质气交融，缓急相济。有保肝治本，温养疏导，化瘀通络，消癥散结，化痰利浊等功能。

【病案一】　肝硬化属肝郁脾虚之证治

顾某，男，67岁，退休职工。于1972年患急性黄疸型肝炎后，肝功能长期损害，血清白蛋白、球蛋白比例倒置，检查确诊为早期肝硬化，迭经中西药物治疗，效不显著。1974年3月来我院门诊。主诉胁痛纳差，脘腹饱胀，肢乏便溏。视其面色晦滞，苔腻，舌质衬紫，颈左侧有蜘蛛痣1枚，肝掌明显，脉细弦。触诊肝肋下1.5厘米，剑突

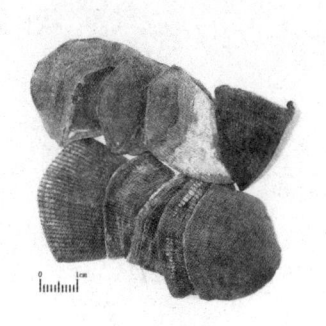

025

下4厘米，质地偏硬；脾大，肋下1厘米，质软，表面润滑。肝功检查：麝香草酚浊度试验10单位，硫酸锌浊度试验14单位，谷丙转氨酶正常，胆红质1.2毫克％，碱性磷酸酶18单位，白蛋白2.8克％，球蛋白3克％。证属邪毒久羁，肝郁脾虚，气血痹阻，瘀结为癥癖。拟用复肝丸，每服3克，每日2次。煎剂处方：生黄芪30克，当归10克，潞党参12克，炒白术10克，软柴胡6克，炒白芍10克，炙甘草6克，生鸡内金10克，麸炒枳壳6克，生麦芽30克，石见穿20克，糯稻根30克，每日1剂。服药15天，诸恙减轻，精神较振，仍予原法出入为方。调治3个月，复查肝功能已在正常范围：血清蛋白总数7.2克％，白蛋白4.2克％，球蛋白3克％。停煎剂，继服复肝丸6个月，自觉症状消失，面色转荣。随访4年，未见复发。

体会：朱老认为，对于肝硬化肝郁脾虚型，治疗重在疏肝益脾，扶正消癥。此型病机是肝失疏泄，气血痹阻，脾运不健，生化乏源。其症肝脾大或仅有肝大，质地偏硬，按之则痛，胃纳减少，腹胀便溏，四肢倦怠乏力，面浮而色晦黄，入暮足胫微肿，舌色暗红不泽，舌体较胖或边有齿印，脉象虚弦，重按无力。治用疏肝益脾，活血消癥。朱老临床上多用复肝丸配合逍遥散、异功散、当归补血汤加减。常用药物有柴胡、当归、白芍、党参、黄芪、白术、丹参、炙甘草、广郁金、广陈皮、茯苓等。

朱批点睛

肝藏血，主疏泄；脾统血，主健运。血之运行上下，有赖于脾气之升降；脾之生化气血，又依靠于肝气之疏泄。一旦肝脾两病，疏泄运化失司，则肝气郁而血滞成瘀，脾气虚而生化乏源。本例先病在肝，后病及脾，血滞为实，气怯为虚。故以疏肝益脾、补气和血之剂，配合复肝丸标本兼施，以达扶正消癥之目的。

——朱良春

第二讲　肝胆系病证经验方

朱老经多年的临床实践观察到，早期肝硬化肝脾大，肝功能表现为麝香草酚浊度和硫酸锌浊度增高、血清蛋白改变者，一般以肝郁脾虚证最为多见，用复肝丸配合益脾疏肝方药，多数患者在1～2个疗程后，可以改善症状和体征，肝功能亦随之好转。

【病案二】 肝硬化属肝胆湿热之证治

王某，男，30岁，干部。于1971年春季患黄疸型肝炎，肝功能长期不正常，纳减，倦怠无力，症情不见好转，形体日趋消瘦。曾在南京、上海等地医院检查，确诊为早期肝硬化，乃来南通诊治。主诉：胁痛纳差，口苦溲黄，牙龈渗血，夜寐梦多。诊脉弦大，苔黄腻，舌质殷红，面色晦滞。触诊肝大肋下1.5厘米，剑突下5厘米，脾可触及，压痛（＋）。责之湿热蕴结，肝胆疏泄失司，迁延日久，进而气滞血瘀，络脉瘀阻。先宜清泄肝胆湿热，以治其标。药用龙胆草、茵陈、苦参、柴胡、生大黄、栀子、黄芩、当归、生地黄、地骨皮、甘草、虎杖、金钱草、白茅根等出入为方，服药2周，诸症减轻，苔腻已化，脉象弦细，复查肝功基本正常。改投复肝丸，每服3克，每日3次。间或伍以疏肝养肝、化湿和脾方药。治疗6个月，面色红润，诸恙尽除。检查肝大肋下1厘米，剑下3厘米，质地偏硬，肝功亦在正常范围。恢复工作，迄今一切良好。

体会：朱老认为，肝硬化证属肝胆湿热者，

朱批点睛

肝郁脾湿，久结不解，正气尚实，邪从火化，出现以胁痛、口苦、尿黄为主的肝胆湿热证。其病理机制是肝胆湿热而影响脾胃壅滞。吴昆的《医方考》云："肝为至阴，胆无别窍，怒之则气无所泄，郁之则火无所越……故病则气血俱病。"治宜苦寒直折肝胆之火，通利脾胃壅滞之邪。本案病程虽长，癥积已成，但体气未虚，祛邪为急，故以龙胆泻肝汤加减。2周而湿热之邪得泄，继用复肝丸以治其本，获得肝肿缩小之良效。

——朱良春

急当清肝利胆，通腑泄浊。此型的基本病机是湿遏中焦，邪从热化，肝失疏泄，移热于胆。其症肝脾俱肿，胁痛脘痞，头眩口苦，纳减腹胀，心烦易怒，溺短而黄，大便秘结或溏滞不爽，并可出现黄疸，苔黄厚腻，脉多弦数。朱老指出，对此型的治疗宜清肝利胆，泄热渗湿。以龙胆泻肝汤、茵陈蒿汤加减。常用药物如龙胆草、茵陈、柴胡、栀子、当归、黄芩、大黄、玄参、白花蛇舌草、虎杖、金钱草、车前草等。

朱老特别强调：肝胆湿热证型，谷丙转氨酶明显增高时，复肝丸则不宜早用，否则，往往出现烦热不寐的反应，如复查肝功，转氨酶亦可继见上升，故必待湿热去而后用之。

【病案三】 肝硬化属脾肾阳虚之证治

刘某，女，54岁，职工。患病毒性肝炎，迁延2年不愈。在某医院确诊为早期肝硬化，迭经中西药物治疗，效不显著。症情日趋严重，顷来所门诊。主诉：胁痛纳减，腹胀溲少，便溏不实，精神萎顿。诊脉沉弦而细，苔白腻，舌质衬紫。触诊腹膨而软，肝脾未满意扪及，两下肢轻度凹陷性水肿。肝功检查：麝香草酚浊度试验11单位，硫酸锌浊度试验18单位，谷丙转氨酶56卡氏单位，白蛋白2.3克％，球蛋白2.8克％。超声检查：密集微小波，并见分隔波，有可疑腹水平段。证属湿毒久侵，气血瘀滞，肝脾损伤，肾阳虚衰。

朱批点睛

肝病日久，疏泄不及，出现食少腹胀、倦怠便溏等症。虽是脾虚表现，实系命火不足。盖肾为先天之本，藏真阴而寓元阳，脾胃之健运、肝胆之疏泄，均有赖于肾气之鼓动、肾阳之温煦。肝病损及脾肾，三脏阳气偏衰，互相影响，互为因果。本案病由肝起，累及脾

第二讲 肝胆系病证经验方

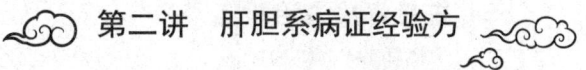

拟方温补脾肾，益气化瘀。药用生黄芪 30 克，当归 10 克，熟附片 6 克，茯苓 12 克，淡干姜 2 克，生白术 10 克，大熟地黄 15 克，庵闾子 15 克。

另用益母草 100 克，泽兰叶 30 克，煎汤代水煎上药。连服 5 剂，小溲畅行，腹胀已松，足肿消退，眠食俱安。继用原方去益母草、泽兰叶，加炙鳖甲、淮山药等，配合复肝丸。治疗 2 个月，患者食欲增加，自觉症状不著，复查肝功正常，白蛋白 3.8 克%，球蛋白 3 克%。停服煎剂，续予复肝丸巩固疗效。6 个月后恢复工作，随访至今，一切正常。

体会：朱老认为，肝硬化出现脾肾阳虚证，其基本病机是气血瘀滞，肝脾久伤，由脾及肾，损及肾阳。其症脾大较肝大为甚，恶寒怯冷，腰膝酸软，面黄无华，精神萎顿，饮食少思，腹胀便溏，舌淡胖嫩或淡紫，脉多沉弦而细。治用温补脾肾、益气化瘀。以复肝丸为主，配合景岳右归丸、当归补血汤加减。常用药物如熟附片、肉桂、鹿角胶（或鹿角片）、菟丝子、淫羊藿、黄芪、当归、党参、白术、茯苓、甘草等。

朱老指出，脾肾阳虚型，以温补脾肾方药与复肝丸同时并进，对于增强机体免疫功能，促使肝脾病变的改善，有相得益彰之妙。

肾，气血瘀滞，臌证已成。故重用黄芪升补肝脾之气，桂、附、干姜温煦脾肾之阳，又以大量益母草、泽兰叶活血化瘀而利水通淋，更加白术健脾，熟地益肾。药后小便畅行，胀消肿退，终以复肝丸扶正消臌而获根治。

——朱良春

【病案四】 肝硬化属肝肾阴虚之证治

李某，女，39 岁，工人。患慢性迁延性肝炎已经 3 年，症情时轻时剧，肝功能检查反复波动。

029

于一年前发现脾大。肝扫描：肝显影尚规则，左叶稍大，放射性分布尚均匀，未见稀疏及缺损区，脾脏显影符合早期肝硬化图像。乃来我院诊治。主诉：肝区刺痛，腰膝酸软，口燥咽干，夜寐梦多，牙龈渗血，偶见鼻衄。脉弦细，舌红绛。责之肝肾阴虚，郁热瘀阻。拟方清滋肝肾，柔阴宁络。药用北沙参15克，生白芍10克，大生地黄15克，甘枸杞子12克，地骨皮12克，京玄参15克，生鳖甲30克，天冬、麦冬各10克，清阿胶（烊和）10克，参三七（研冲）3克，白茅根30克。

服药10剂。牙龈出血已止，胁痛腰酸亦减，仍感倦乏少力，少寐。原方去阿胶、地骨皮，加黄芪、当归等治疗2个月，诸恙轻减，精神亦振，苔腻白，舌红转淡，脉弦已平。仍予原法加减，配合复肝丸，每服3克，1日2次。调治6个月，3次检查肝功均在正常范围，触诊肝大肋下1.5厘米，脾大3厘米，恢复工作，至今病情稳定。

体会：朱老认为，肝肾阴虚型肝硬化的基本病机，是邪毒久羁，肝血亏耗，肾阴损伤，热郁脉络。其症脾肿明显，肝大不著，面色黧晦，红丝缕缕，胁痛腰酸，鼻衄或牙龈渗血，咽喉干燥，夜寐梦多，舌红绛少苔，或苔腻中剥，脉象弦细而数。治用滋肾柔肝，养阴和络，以一贯煎加减。常用药物如北沙参、生地黄、枸杞子、天冬、麦冬、生白芍、川楝子、绿萼梅、女贞子、墨旱莲、玄参、甘草等。兼心阴虚而心悸心烦者，加西洋参、龟甲、

朱批点睛

肝肾精血，相互资生，所谓"乙癸同源"，故肝血不足或肾阴亏耗，均可出现肝、肾两虚之见症。肝郁化火，肝火亢盛，耗伤肝阴，日久必损及肾阴。但肝硬化的形成，基于肝郁血滞，所以肝肾阴虚，尤多夹瘀而络损血溢。本案即是肝肾阴虚、郁热瘀阻之典型。初投清滋宁络，继用扶正化瘀，得获佳效。临床所见之阴虚夹瘀证型，其机制颇为复杂，往往是趋向恶化之征兆，必须提高警惕，随证施治，阻断病势之发展。

——朱良春

酸枣仁之类。阴虚阳亢，热伤阳络，出血较甚者，加阿胶、水牛角、牡丹皮之属。齿衄不止，可用鲜地骨皮60克煎汤含漱，有止血之效。

朱老指出，肝肾阴虚型，除阴虚阳亢，营热伤络，临床表现郁、热并著者，治宜养阴解郁、凉营宁络为主，暂时停服复肝丸外，一般可以配合滋阴柔肝解郁煎剂，汤、丸并进，对于控制"脾亢"、纠正血清蛋白的倒置有一定作用，而未见助阳伤阴、攻邪伤正之弊。

【病案五】 肝癌腹水之证治

谭某，男性，55岁，工人。住院患者。

该患者自1997年10月发现肝癌以来，曾先后两次手术治疗，一次介入治疗，一次聚焦刀治疗和化疗，病情反复并进展。2001年1月，因肝内肿块逐渐增大，腹部膨隆，肝区胀痛，遂以肝癌收入广东省中医院肿瘤科治疗，入院后经检查诊断为肝癌晚期，恶性腹水。住院期间曾反复接受介入治疗和腹水穿刺放液治疗，先后3次住院治疗，癌灶稳定，恶性腹水有一定疗效但难以巩固。于2001年7月初出院后腹水再次增多，并伴皮肤、巩膜轻度黄染，腹胀满，少尿，双下肢水肿，舌淡胖有瘀斑，苔白微腻，脉弦滑。辨为肝脾两伤，血瘀水停之证。

处方：北沙参、丹参、泽兰、泽泻各15克，制黄精、石见穿各20克，生牡蛎（先煎）30克，

应用提示：临床使用本方治疗肝硬化腹水或癌性腹水时，对以肝肾阴虚、热毒内盛等证型为主者应避免使用，或辨证损益，以求妥当。

路路通、土鳖虫各10克，每日1剂，煎服；另选鲤鱼一尾，重约0.5千克，去鳞及内脏、不加盐，加赤小豆60克，煮服。用以调养肝脾、化瘀消癥、疏络行水。12剂后上症减轻；再服7剂，水肿、黄染腹胀等症消失，经B超检查腹水基本消失，水退后再给予复肝散（红参、紫河车、鸡内金、参三七、郁金、姜黄、土鳖虫）以扶正巩固疗效。此后腹水持续约1个月未见增长。

体会：朱老对肝硬化和肝硬化腹水的治疗颇有独到之处。朱老认为早期肝硬化属癥积、痞块范畴，肝硬化腹水则应在臌胀门中辨证施治。如喻嘉言在《医门法律》中说："凡有瘕、积聚、痞块，即是胀病之根，日积月累，腹大如箕，腹大如瓮，是名单腹胀。"王肯堂曰："气血不通，则水亦不通而尿少，尿少则腹中积水而为胀。"因此，我们认为肝硬化腹水和由肝癌引起的癌性腹水，是气血郁滞、凝滞脉络，由于瘀结日久，肝脾损伤所致，属本虚标实之证；标实是因气滞、血瘀、水停等；本虚是因肝郁脾虚、肝脾阳虚、肝肾阴虚等。因此，腹水初起，正气未大伤之时，应以治标为主，兼以扶正；当正气渐虚，脏腑功能不足之时，应以治本为主，兼以治标；水退后则应治以扶正，以助气血和脏腑功能恢复。

朱老所拟的消除水肿的汤方，功能扶正祛邪，可调养肝脾、化瘀消癥、疏络行水，因此对肝脾两伤、腹中有癥块癖积、水邪停聚之病证有殊效。

按：朱老治疗肝病腹水常使用的药物，扶正类的有北沙参、制黄精、生白术、红参、紫河车、参三七、鲤鱼等；攻邪类有石见穿、生牡蛎、路路通、炙䗪虫、守宫、柴胡、丹参、泽兰、泽泻、白商陆、地肤子、急性子、鸡内金等。细观朱老所选用的药物，多具有抗癌的药理作用。尤其在辨证使用化癥消瘀、疏络行水之法时，配合使用鲤鱼汤以补土、消水治疗腹水，并用复肝之法以巩固疗效，其构思之缜密，方法之精巧，对后学有很大启迪作用。

第二讲 肝胆系病证经验方

水退后再给予"复肝散（丸）"以复肝护肝，巩固疗效。临床在治疗肝硬化腹水或癌性腹水时，遵朱老的学术思想、理法方药，或原方不变，或随证加减，细细研究，获益颇多。据广州中医药大学第二临床医学院肿瘤科徐凯等报道，遵朱老之法治恶性肝硬化腹水患者16例，其中有效7例，腹水完全消失3例，总有效率为62.5%。

【病案六】 慢性肝病腹水之证治

张某，女，32岁，肝腹水已久，曾有慢性肝炎病史，面色晦滞如蒙尘，因妊娠后期发现两下肢肿未予觉察，分娩后6日，腹仍臌大如箕，两下肢高度水肿，呼吸短促，纳呆腹胀，小溲赤少，形体消瘦，两颧鼻准部显见血缕，舌红少苔，舌边有瘀斑，脉细弦，查肝功能，麝香草酚浊度试验11单位，麝香草酚絮状试验（+++），硫酸锌浊度试验28单位，谷丙转氨酶100单位，B超查肝内光点回声增强增粗，血管网络欠清，触诊肝、脾肋下均扪及3厘米，B超诊为肝硬化腹水。

病证分析：臌胀隐伏已久，证属肝肾阴虚，肝脾血瘀癥积，水湿凝聚，运化失司。正虚邪实，补正则壅中，攻邪则伤正，法拟攻补兼施，补中去水，徐图效机。

处方：庵䕡子15克，楮实子15克，淮山药15克，生黄芪12克，党参12克，茯苓12克，炒白术12克，干蟾皮3克，赤小豆30克，葫芦

朱批点睛

庵䕡子活血行瘀，化浊宣窍，清热利水；楮实子养阴清肝，又能利水

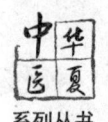

气。肝硬化腹水一旦形成，往往是正虚邪实状态，实则瘀积停水，虚则阴伤阳损，其虚实夹杂，治疗颇为困难，如养阴则碍水，利水则伤阴，用庵闾子配楮实子，则养阴兼有化瘀之功，利水而无伤阴之弊，凡阴虚水停之证，用之颇为合辙，阳虚者酌加温阳之品，亦可应用。

治疗肝硬化腹水，脾虚者可配黄芪、太子参、白术、山药益气健脾；阴虚者可配北沙参、石斛、珠儿参益养气阴；阳虚者可配淫羊藿、肉桂、制附子温补气阳；毒邪盛者可配白花蛇舌草、龙葵、半枝莲解毒消癥；癥瘕甚者可配土鳖虫、路路通、丝瓜络化瘀通络；水肿甚者可配益母草、泽兰、泽泻等活血利水。总之，随证制宜。

——朱良春

瓢30克。另嘱每日鲤鱼500克，或鲫鱼500克（去肠杂），加赤小豆100克，清炖（少放盐）佐餐。

服药8剂后，复诊询知，药后尿量增多，腹水逐日消退，胃纳亦增，精神较振，效不更方，原方再进5剂，腹水全消，自觉颇安，嘱服复肝胶囊合"二至丸"气阴双调而收全功。

体会：臌胀已久，又值产后，气血肝肾亏虚更甚，纯补无益，峻攻不耐，故用此方攻补兼施，补中去水。方中庵闾子（为菊科植物庵桐的果实）能"化五脏瘀血，行腹中水气"，且微辛微开，微苦微降，行水散血。朱师实践证明治疗肝硬化腹水最为合拍。楮实子（为桑科构树的果实）益气利水，甘寒养阴，补虚养肾，得庵闾子有温平和调，散结消肿，补中去水之特点，虽有久服滑肠之说，但有淮山药为伍，久服何惧其滑乎，淮山药甘平，为气阴两补之品，有补脾益肺，固肾涩精，敛带止泻之功，合参、苓、术补脾健中以助运化。生黄芪、茯苓、赤小豆、葫芦瓢均健脾利水消胀，又妙以《千金方》鲤鱼赤小豆汤佐膳，既可补正利水，又能健脾醒胃。更值得一提的是蟾皮用治肝腹水，蟾皮辛凉，颇能消积散毒，利水消胀，其特殊成分和蟾酥相似，通行十二经脉并藏腑、膜原、溪谷、关节诸处。《本草汇言》谓："能化解一切瘀郁壅滞诸疾，疗疳积，消臌胀"。民间单方有用一味鲜蟾皮治肝腹水，朱师配合辨证施治方中，更能发挥其利水消胀之功。方中用庵闾子、

第二讲　肝胆系病证经验方

楮实子配伍四君子汤，加生黄芪、淮山药、赤小豆、葫芦瓢，寓有甘淡补脾之意，甘淡补脾是治疗脾阴虚之基本法则，肝病日久，常服苦寒香燥之品，多脾阴亏损，盖脾阴亏虚则肝木失养，运化失司，水湿内停或虚热内扰，血络受损。故治疗肝肾阴虚型腹水，用甘淡补脾之法，乃是仲景"治肝先实脾"之变法，此乃用药之妙蒂所在也。腹水消失后，续以复肝胶囊合二至丸调理巩固，寓攻于补，保肝治本，温养疏导，直至痊愈。

【参考资料】　继宋福荣在《上海中医药杂志》1983年第6期上报道"复肝丸治疗早期肝硬化重复有效"以来，其后有多家对其进行了临床研究。《山东中医药大学学报》1997年第4期报道，复肝丸治疗慢性活动性肝炎（CAH）的疗效观察表明：①复肝丸在CAH的治疗中疗效优于对照组，对肝区痛消失，肝、脾回缩，促进肝功能恢复，两组差别明显（$P < 0.05$）。HBsAg转阴率达75%，总有效率达90%，与对照组相比有显著性差异（$P < 0.01$）。②复肝丸治疗组30例中，经治疗肝脾回缩明显，HA下降，白蛋白升高，γ-球蛋白下降，提示该药对治疗CAH伴肝硬化疗效显著。③复肝丸通过益气扶正以增加细胞免疫功能；通过活血化瘀改善代谢，增加肝脏血流灌注和氧供，增加血液携带免疫防御因子，促进肝细胞再生，减轻肝纤维增生，促进肝脾恢复，调节白、球蛋白比例。此药确实是治疗慢性肝炎、肝硬化的一种疗效明显的药物。

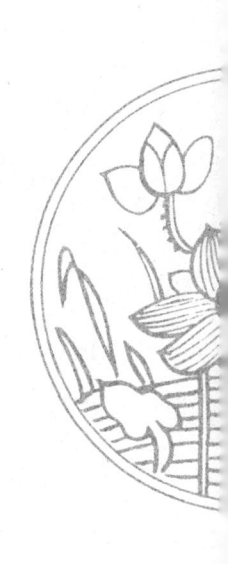

豨莶逍遥五苓汤

（治湿困黄疸久稽）

【组成】 豨莶草、刘寄奴各30克，茵陈、白术、茯苓、郁金、泽兰、泽泻各15克，柴胡、白芍、制香附10克。

【用法】 水煎服，每日1剂。

【功用】 疏肝和营，扶脾利湿，降酶退黄。

【主治】 脾湿气滞黄疸久稽。症见黄染加深，目肤暗黄晦滞。神疲纳呆，胁痛腹胀，便溏溺赤。舌质暗红，舌边紫或有瘀斑，舌苔白腻，脉象弦细带涩。

【方义】 肝郁脾湿久结不解，肝胆失于正常疏泄，致黄疸久治不退，临床屡见不鲜。实践证明，黄疸久稽，多肝胆瘀阻，其证属实，宜在疏肝解郁的同时佐以和营通络。朱师治疗此型肝性瘀黄均不忘正虚之本。所拟"豨莶逍遥五苓汤"由刘寄奴、豨莶草、茵陈、柴胡、白芍、白术、茯苓、制香附、郁金、泽兰、泽泻共十一味组成，此方乃《金匮要略》茵陈五苓散合《局方》逍遥散加减。茵陈五苓散有统主黄疸病之说，而刘寄奴、豨莶草相配伍，则更有统治肝性黄疸之功。

按：朱老在本方中妙用刘寄奴、豨莶草，一温一寒，寒温相佐，其配伍可寒可热，可气可血，可平肝化瘀，可解毒活血，可消癥散结，可退黄降酶，更有统治肝性黄疸之功。

第二讲　肝胆系病证经验方

肝郁脾湿必气机阻滞，故三焦不利，水液代谢失常，脏腑通道壅塞，必须通里通外，两两并重。《金匮要略》黄疸门原有小柴胡汤，乃因柴胡疏利三焦，故用于治黄疸颇为合拍。方中茵陈、泽兰、泽泻，疏利三焦往下输，柴胡疏利三焦往外驱，套入逍遥散之意，又和血解郁，疏达肝气。肝之病，必先实脾，故用茯苓、白术，以醒脾实脾，久病黄疸必血瘀，故用柴胡、白芍、香附、郁金，解郁和血，以扶肝体，俾木郁达之，以遂其生生之气。此方主治脾湿气滞黄疸久稽，有和表、通里、祛湿、利水、除热、扶脾、逐邪、祛瘀、退黄面面兼顾之功。

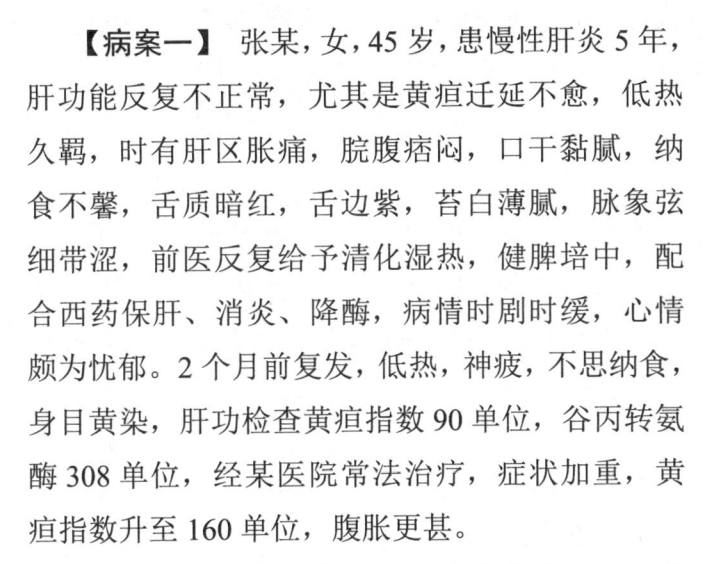

■ 泽泻-原态

■ 泽泻-原态

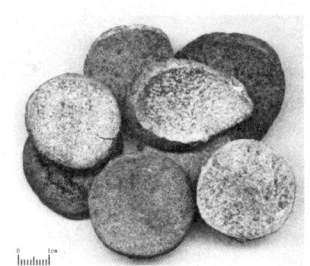

■ 泽泻-饮片

【病案一】　张某，女，45 岁，患慢性肝炎 5 年，肝功能反复不正常，尤其是黄疸迁延不愈，低热久羁，时有肝区胀痛，脘腹痞闷，口干黏腻，纳食不馨，舌质暗红，舌边紫，苔白薄腻，脉象弦细带涩，前医反复给予清化湿热，健脾培中，配合西药保肝、消炎、降酶，病情时剧时缓，心情颇为忧郁。2 个月前复发，低热，神疲，不思纳食，身目黄染，肝功检查黄疸指数 90 单位，谷丙转氨酶 308 单位，经某医院常法治疗，症状加重，黄疸指数升至 160 单位，腹胀更甚。

病证分析：审证求因，乃属疫毒伤肝，湿热逗留，蕴阻脾胃，加上误治，大伤中气，肝郁脾湿久结不解，肝胆失于正常疏泄，致黄疸久治不退，

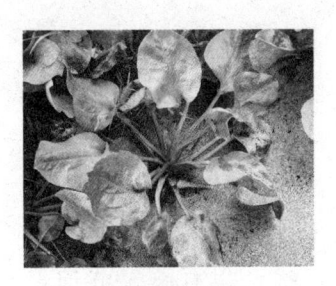

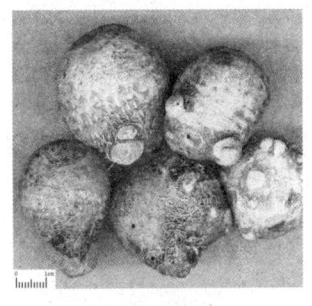

037

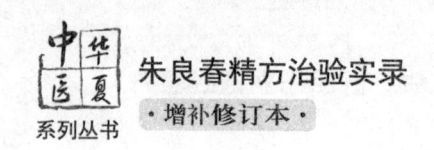

投"豨莶逍遥五苓汤"。

处方：刘寄奴、豨莶草、生麦芽各30克，茵陈、生白术、茯苓、郁金、泽兰、泽泻各15克，柴胡、生白芍、制香附各10克，药服10剂，黄疸显见消退，尿黄如茶消失，诸症好转，食欲增加，又服原方15剂，复查肝功能全部正常，续以"消癥复肝丸"调理善后。追访3年无复发。

按：临床验证，治肝性黄疸诸型，仿朱老之法均用刘寄奴、豨莶草或蒲公英作为退黄专药，配伍得当，颇有奇效。

【病案二】 陈某，女，48岁，干部。患黄疸型肝炎已两年余，时轻时剧，缠绵不愈；近日黄染加深，目肤暗黄晦滞，神疲纳呆，胁痛腹胀，便溏溺赤。苔白腻，舌边有瘀斑。脉细濡。

病证分析：一派寒湿夹瘀内阻之象，阳气不宣，土壅木郁。胆腑疏泄不利，致黄疸久久不退。治宜温化寒湿，疏肝运脾，祛瘀利胆。

处方：制附子10克，炒白术20克，豨莶草30克，茯苓15克，干姜、甘草各6克，5剂。

药后，黄疸减退，精神较振，纳谷渐香，此佳象也，原方续服5剂；诸象趋平，调理而安。

体会：豨莶草味苦、辛，性寒，入肝、肾二经。《医林纂要·药性》说它"坚骨，行肝，燥脾，去热"。《分类草药性》谓其"滋阴养血"。朱老用豨莶草治疗黄疸型肝炎，屡屡应手。此证多系湿热传于血分所致，若迁延时日，瘀热胶结难解，一般利湿退

朱批点睛

考之于古，验之于今，豨莶草有解毒活血之功，勿以平易而忽之。

——朱良春

第二讲　肝胆系病证经验方

黄之剂，殊难中的，必须凉血活血，解毒护肝始为合拍。凡黄疸缠绵不退，湿热疫毒稽留，朱老每从血分取法，以豨莶草30～45克配合紫丹参、田基黄、石见穿等，多能应验，值得学习。

方药传真

■ "红花饮"治黄疸久稽

在辨证处方的同时，给予藏红花每日0.5～1.0克，晨起泡茶，徐徐饮之，坚持月余。藏红花兼有活血利胆双重功效，适用于肝硬化长期残留黄疸不退，使用一般利胆退黄药物无效者往往能收到良好的效果。临床观察，经B超检查发现此类病人经治疗后的门静脉血流速度较治疗前有明显提高。

【病案】李某，男，52岁，工人。肝炎病史十余年，病程迁延，皮肤、目睛黄染，面颈部见赤缕，蜘蛛痣，朱砂掌阳性。舌红，苔薄，脉细弦。B超提示肝硬化，门静脉高压（门静脉直径14毫米），门静脉血流速度减慢（14毫米/秒），肝功检查ALT、AST轻度异常，TBIL（总胆红素）波动于35～60微摩/升。曾使用茵栀黄、苦黄、亮茵甲素等多种药物治疗，疗效均不佳。嘱其用藏红花每日1克，泡茶徐饮，佐以养阴清热之剂，坚持1个月。复查肝功TBIL下降。因藏红花价格昂贵，改为每日0.5克继服。TBIL下降至30

按：藏红花为珍稀名贵中药材。具有活血通络、化瘀止痛、散郁开结、凉血解毒之功。现代药理研究亦证明，藏红花酸钠盐及藏红花酸酯具有利胆作用，通过改善微循环，促进胆汁的分泌和排泄，从而降低异常增高的球蛋白和总胆红素，可用于肝炎后肝硬化的治疗，并可以提高细胞中TAD（还原型谷胱甘肽）的浓度，有利于肝脏的解毒功能。

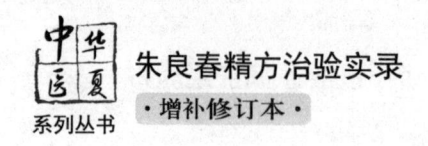

微摩/升。B超示门静脉血流速度16.5毫米/秒。

■ 宁痛丸治肝炎胁痛

宁痛丸方：九香虫150克，参三七200克，炙全蝎100克，研极细末，水泛为丸如苏子大。每服1.5克，早、晚各一次，温开水送下。治疗慢性肝炎之胁痛，一般服一二日后，疼痛即见减轻；痛减后可改为每晨1次，待痛定即停服。

【病案】张某，男，30岁，教师。于1962年10月患黄疸型肝炎，当即住天津某区医院。治疗2个月余好转，而转入疗养院休养；迄未完全恢复，仍感头眩神疲，口苦纳呆，胁肋刺痛甚剧，夜寐不安，心悸健忘，腰酸遗泄。肝肋下3厘米，脾肋下1厘米。乃于1963年4月入我院调治。脉寸关弦细，尺弱，苔薄腻，质衬紫。证属肝郁血滞，脾虚湿阻，心肾俱虚之候。先后经投疏肝解郁、活血化瘀、运脾渗湿、补益心肾之品，诸象有所改善，但胁肋刺痛，未能轻减，乃改予"宁痛丸"，每早晚各服1.5克。2日后即显见好转，续服1周，而趋稳定。

按：朱老指出，慢性肝炎之胁痛，多由于肝郁血滞而引起，极为顽固，为患者精神上一大威胁。如仅以胁痛为主者，则径予"宁痛丸"，恒获良效。症情复杂者，即以九香虫加于辨证论治的处方中，亦有比较满意的疗效。方中九香虫疏肝利气，健脾宽中入气分；三七活血止痛，祛瘀而不动血；全蝎辛窜善动，推动气血运行，通则不痛。共奏行气活血，通络定痛之功效。

第二讲 肝胆系病证经验方

柴胡桂姜胆草汤

（治慢性胆囊炎）

【组成】 柴胡、桂枝、干姜各10克，瓜蒌仁18克，生牡蛎30克，龙胆草、生甘草各6克。

【用法】 水煎服，每日1剂。嘱痛时嚼服生吴茱萸20粒，日3～5次。黄疸加茵陈，夹胆石者加郁金、金钱草。

【功用】 平调寒热，通降气机，消炎利胆。

【主治】 慢性胆囊炎之寒热错杂、胆热胃寒证。症见右胁闷胀不适，隐隐作痛，或阵发性加剧，背部恶寒，纳呆食少，大便不实，小便清长；或四肢厥冷，往来寒热，呕恶时作，甚或周身皮肤黄染。

【方义】 方中柴胡、牡蛎，一升一降、一散一收，柴胡善治往来寒热，牡蛎能除骨节营卫之留热，故两药相伍，外感内伤之热皆可用之。两药合用，更有疏肝利胆，化痰去癖，理脾消积，退肿止痛之功。既宣阳气之不达，又展阴气之不舒，潜浮阳，镇真阴，疏肝郁，软坚癖，且有双向调节之妙，此乃仲景"柴胡桂姜汤"之制方妙意也。干姜、桂枝同用，可振奋胃阳，宣化停饮，又可

按：用生吴茱萸嚼服，意取温中止痛，温肝降逆止呕，开郁化滞之功，有直达病所，药到痛除，复用又效之妙。

按：朱老取仲圣柴胡桂枝干姜汤之意，自拟柴胡桂姜胆草汤，乃熔清胆热、温胃寒于一炉，妙拟平调寒热之法以顺应胆腑喜通降和顺的生理特点，俾寒热平调，升降复位，脾复运化，胃得温煦，此乃仲圣组方用药的阴阳配伍法则也。

041

解散少阳往来之寒。妙用蒌仁易蒌根之意，乃因瓜蒌疏肝郁、润肝燥、平肝逆、缓肝急之功能擅也，《太平圣惠方》《普济方》均有单用瓜蒌治内黄、面目皆黄和小儿黄疸的记载。更妙在反佐龙胆草，盖柴胡疏肝，龙胆草泻肝，且除下焦湿热，龙胆草得柴胡清扬之力，合牡蛎潜行之性，可令湿热浊邪外透内泄，上下分消也。植物之胆草，虽不及动物之胆汁，而中含苦味汁浓厚，可涤荡燥火，涵濡阴液，培育生气，但必须适量少用，因多用败胃，少用强胃。不可不知。

按：盖肝胆之疾多生于郁。多由情志不畅，饮食不节，肝胆失疏，气病及血，久病入络，痰瘀积于胆腑；或肝气横逆犯土，痰火湿热互阻；或寒湿困脾，土壅木郁，脾失运化，胃失和降，故治疗当着眼气滞、郁火、痰湿、瘀血诸因。此例拟通、降、和之法，平调寒热治标之后，乘胜追击，妙用丹栀逍遥散加减，少量久服，收到根治慢性胆囊炎的目的。这又是有人不能相信和无法解析的事实。

【病案】张某，女，56岁。右胁下胀痛不适，时发时止已5年，伴疼痛向右后肩背放射，恶心纳呆，厌食油腻，常因情志抑郁或食油腻之品而使病情加重或复发。曾多次住院。均诊为胆囊炎并胆道感染，遍用各种利胆抗炎止痛西药，均初用有效，继用乏效。此次复发胁下痛胀，阵发加剧，大便偏溏，呕恶时作，往来寒热，四肢厥冷，周身皮肤已有黄染，舌淡苔白腻，脉沉弦。证属寒湿内阻，土壅木郁。即投"柴胡桂姜胆草汤"原方2剂，剂量如上，加嚼服生吴茱萸，一剂即痛胀大减，再剂痛胀除，诸证均平，唯黄疸如前。

处方：柴胡、桂枝、干姜各10克，瓜蒌仁18克，生牡蛎30克，龙胆草、生甘草各6克，茵陈、金钱草各30克。

续服7剂，黄疸消失。再投"慢胆除根散"（邱

第二讲 肝胆系病证经验方

志济经验方）：当归30克，生白芍60克，柴胡15克，郁金30克，茯苓、白术各60克，吴茱萸15克，制香附30克，薄荷10克，炒栀子、生甘草各15克，共打粉（1个月量），每日量11克，分2次饭前服。嘱守服6个月，B超复查未见异常，随访5年无复发。(《朱良春杂病廉验特色发挥》)

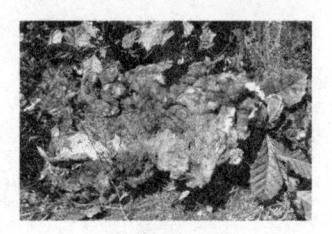

■ 茯苓-原态

方药传真

■ **青蒿茵陈汤治慢性胆囊炎急性发作（胆道感染）**

药用青蒿、茵陈各30克，黄芩、陈皮、旋覆花各10克，生甘草6克。有黄疸者，倍茵陈量为50克且要先煎30分钟。功能利胆清热，宣畅气机。适用于慢性胆囊炎急性发作或胆道感染，证属湿热中阻，三焦不利，或湿热内蕴者。临床验证，症见右胁胀痛（或急性发作），阵发性加剧，畏寒发热，体温升高，恶心纳呆，厌油腻，呕吐黄水和食物，口苦咽干，小便浊黄，大便不爽，舌红苔薄黄腻，脉弦滑数者，用之恒有效验。

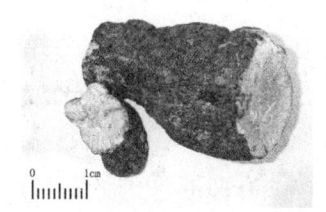

■ 茯苓-药材

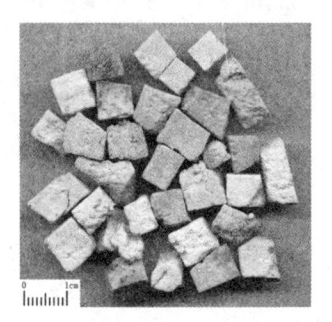

■ 茯苓-饮片

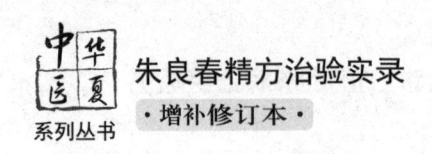

疏清通利排石汤

（治胆石症）

【组成】 柴胡、九香虫①各6克，徐长卿、延胡索、郁金、青蒿子各15克，蒲公英、石见穿各30克，冬葵子、赤芍、鸡内金各10克，芒硝（分冲）4克。

【用法】 1日1剂，水煎服。

【功用】 疏清通利，排石定痛。

【主治】 胆石病。症见右胁痛为主，引及右肩背。

【方义】 方中蒲公英、石见穿、赤芍、青蒿取其清肝利胆、化痰行瘀、透泄郁火、清退低热之用；冬葵子滑利，滑以去着，通窍利浊，排毒消炎；九香虫配柴胡、郁金、延胡索理气止痛，上通下达，激活气机升降，使结石易于排出；徐长卿能调整脾胃功能，镇痛，消炎，尤对脘胁部的胀痛，配合郁金、延胡索，效验甚著，更妙在以芒硝代大黄，更合久病体弱，胃气大虚，或年老患者之治，此即所谓取大柴胡汤之意也。疏清通利集于一炉，故疗效显著。

【病案】 任某，女，年逾甲子，8年前，经

---

①九香虫：本品为蝽科昆虫九香虫的干燥体。味咸，性温；无毒。功能理气止痛，温中助阳。用于胃寒胀痛，肝胃气痛，肾虚阳痿，腰膝酸痛。

朱批点睛

湿热郁于胆经，结而为石，在三金汤（金钱草、鸡内金、广郁金）中加用善于疏肝郁、散滞气、促使排石的九香虫6克，长于溶石的芒硝4克（分2次冲）每收佳效。

——朱良春

第二讲 肝胆系病证经验方

B超确诊为多发性胆结石,右胁疼痛8年未断。进脂肪肥甘即剧作,常有低热,舌淡红,白腻苔。脉弦小稍数,多方求治未瘥,证属湿热蕴阻,肝胆失利,求诊时乃正发作右胁剧痛,痛引右肩背,先用速效止痛散(川楝子粉、生吴茱萸各30克,生吴茱萸打粉即用,久置无效,此乃笔者验方屡用屡效,胆石或胆囊炎均效,借此公之于世)醋调外敷右胁下,片刻,即痛胀均消。再投疏清通利排石汤30剂,原方剂量如上,1个月后B超复查,结石消失,追访3年无复发。(《朱良春杂病廉验特色发挥》)

体会:胆石病的临床表现,多以右胁痛为主,引及右肩背。清·程国彭治胁痛以重视气机升降为其特点。朱师制方深谙此说,肝气从左而升,必赖肺气之肃降;而肺气从右而降,亦必赖肝气之升发,两者升降相因,脾胃居其中乃气机升降之枢纽,共同维持着人体生命活动的动态平衡。程国彭指出:"伤寒胁痛,属少阳经受邪,用小柴胡汤,杂证胁痛,左为肝气不和,用柴胡疏肝散,七情郁结,用逍遥散,若兼肝火、痰饮、食积、瘀血,随证加药,右为肝移邪于肺,用推气散①,凡治实证胁痛,左用枳壳、右用郁金,皆为的剂。然亦有虚寒作痛,得温则散,按之则痛止,又宜温补。不可拘执也。"程国彭深入浅出地阐明了胁痛的病因病机,痛变部位,治法方药,使后世学者颇多启发。朱师仿仲景大柴胡汤之意,结合程

①推气散(《重订严氏济生方》):枳壳、肉桂、片姜黄各15克,甘草(炙)9克。用法:上为细末,每服6克,加生姜、大枣,煎汤调服,或热酒调服亦可,不拘时候。主治右胁疼痛,胀满不食。

国彭之说，对久病体弱寒热夹杂，气机升降失常的胆石患者自拟"疏清通利排石汤"。此方乃师大柴胡汤之意，而不泥大柴胡汤之药，方中柴胡、郁金疏肝以解郁，从现代药理分析得知，郁金含挥发油，有促进胆汁分泌的排泄作用，并使胆囊收缩，有确切的利胆作用，且挥发油还可配合促助芒硝、内金溶解结石，故用于胆结石甚为合拍。程国彭虽言实证胁痛右用郁金，其实郁金用于虚实夹杂之胆石症，即使剂量稍大，亦不损正气，实乃治胆结石最宜之品。

按：临床实践证明，甘缓和中法，能扶正健脾排石，此方对胆石病肝阴不足型，能补、能清、能润、能通，故可缓解胁痛或上腹痛，控制胆道感染。

方药传真

■ 甘缓和中汤治胆石症合并胆囊炎

药用生白芍15克，生甘草、炙甘草各10克，蒲公英30克，九香虫、乌药、芒硝（分冲）各5克，郁金、川楝子、瓜蒌仁各12克。方中生白芍平肝安脾；合大剂量生甘草、炙甘草既甘缓和中、缓急止痛，又敛阴和阳，缓肝补脾；蒲公英甘寒养阴，合生甘草泻火清热解毒；九香虫、乌药、郁金、川楝子理气止痛，上通下达，使气机升降复常，促助诸药斡旋，使结石排出；芒硝合瓜蒌仁溶石通窍滑利。诸药合参，共奏利胆排石，和中止痛之功。主治胆石病合并胆囊炎、胃病，久服苦寒疏利药伤及肝阴，或因胆道手术损伤肝阴，术后仍复发结石。或常发两胁疼痛，食后尤甚，稍食刺激物如食醋、苹果、西红柿、葡萄等偏酸食物等即痛剧，胃纳较差等。

■ 三金汤加味方利胆排石

药用金钱草30克，广郁金、鸡内金各9克，九香虫6克，芒硝（冲）4.5克。治疗胆囊结石，既能止痛，又能促使排石。

【病案】汪某，女，42岁。患慢性胆囊炎已6年。近年来经常胆区刺痛，恶心呕吐，此次伴有发热，黄疸，墨菲征阳性。苔黄腻，脉弦数。此为肝胆郁结，气滞而夹湿热，治宜疏肝理气，利胆排石。予上方加蒲公英30克，连服3帖即见好转，继服6帖而平。

按：方中金钱草利湿退黄，清肝利胆排石；鸡内金善化瘀积，消石尤良；郁金行气解郁、活血止痛；九香虫疏肝郁，散滞气；芒硝泻下软坚。诸药合参，共建消石排石之功。

朱良春 精方治验实录

第三讲
胃肠系病证经验方

·增补修订本·

第三讲　胃肠系病证经验方

苍 术 饮
（治胃下垂）

【组成】　苍术20克。

【用法】　滚开水冲泡，少量频饮代茶。每日1剂。

【功用】　升清运脾，益胃除湿。

【主治】　胃下垂多属脾虚中气下陷之候。

【方义】　茅苍术辛苦温，入脾、胃二经，为燥湿健脾、解郁辟秽之要药。朱老受许叔微用苍术丸治"膈中停饮……已成癖囊"之启示，遂用苍术饮治胃下垂，竟效如桴鼓。朱老认为，许叔微的《普济本事方》所云："脾土也，恶湿，而水则流湿，莫若燥脾以胜湿，崇土以填科臼，则疾当去矣。于是悉屏诸药，一味服苍术，三月而疾除"，确有至理。盖脾虚之证，运化失健，势必夹湿，湿浊不得泄化，清气岂能上升。而胃下垂多属脾虚中气下陷之候，故恒嘱患者每日以苍术20克泡茶饮服。服后并无伤阴化燥之弊，盖以其能助脾散精也。

按：药理研究表明，苍术对应激性溃疡有显著的抑制作用，并对胃肠有调节作用。（陈仁寿主编《国家药典实用中药手册》）

【病案一】　孙某，男，33岁，干部。1979年1月25日来诊。宿有胃疾，形体瘦长，肢乏神

朱批点睛

久患胃疾，脾胃虚弱，中气久虚，水谷精微无力推动，日久之后，则水湿中阻，故胃虚之证多见夹湿，湿浊不得宣化，清阳岂能上升。

——朱良春

疲，得食脘痛，且感坠胀，辘辘有声，平卧稍舒。消化道钡剂透视：胃下垂，胃小弯在髂嵴连线下11厘米。苔薄舌淡，脉象细软。证属脾气虚弱，中气下陷。治宜健脾益气，升阳举陷。

处方：①苍术20克，10包，每日1包，泡茶饮服。②炙黄芪20克，淮山药30克，炒白术15克，陈皮6克，炙升麻、柴胡各5克，茯苓、炒白芍各12克，炙甘草5克。7剂。

二诊（2月1日）：药后自觉脘部稍舒，精神亦振，纳谷渐馨，余无特殊，苔薄脉细。药既获效，率由旧章。上方继服10剂，嗣即单服苍术50剂后，诸恙均除，消化道钡剂透视：胃小弯在髂嵴连线下3厘米。

【病案二】 秦某，女，62岁，家庭妇女。1980年8月2日诊：恙延半载，脘腹坠胀，纳减便难。消化道钡剂透视：胃下垂在髂嵴连线下7cm。苔薄舌红，脉象细弦。证属中虚气滞，胃阴不足。治宜补中行气，兼益胃阴。

处方：①苍术20克，10包，每日1包，泡茶饮服。②炙黄芪15克，淮山药30克，川石斛、火麻仁各12克，炙鸡内金、刺猬皮各10克，甘草5克。10剂。

共服药45剂，症情平复。消化道钡剂透视：胃小弯在髂嵴连线下2厘米。

体会：一味"苍术饮"何以另包，每日代茶，

第三讲 胃肠系病证经验方

分多次少量频饮？门徒昔日曾不解朱师巧思妙用、峻药轻投之意，将苍术直接加入汤药中入煎，结果除有伤阴化燥之弊外，疗效亦不满意。故悟温运利水，非大剂苍术莫属，温宣湿浊，助脾散精，当取重药轻投，暨峻药少量频投，俾清气频频升举，湿浊接连降泄，此乃妙用香燥辛烈药之巧也。考苍术辛苦而温，芳香而燥，入太阴、阳明二经，功能强胃健脾，助脾散精，暨发散水谷之气，能径入诸经，疏泄阳明之湿，通行湿滞，解诸郁。因其性辛烈，燥湿力大，故朱师重用苍术除湿醒脾，平调中土，意在去中焦湿浊郁滞之障碍。且苍术香能醒气，燥可胜湿，颇有宣化中焦湿浊，升举清阳，解郁举陷之殊效。黄元御《玉楸药解》云："苍术燥土利水，泄饮消痰"。又云："白术守而不走，苍术走而不守，故白术善补，苍术善行，其消食纳谷，止呕止泄亦同白术，而泄水开郁，苍术独长。"朱师指出，苍术辛香发散，外可祛风湿，内可燥脾湿，治疗胃下垂不必拘于辨证有湿浊之象，才可应用，投苍术饮泡茶频服，乃是辨病用药，加之汤药配伍得当，均能收到满意疗效。治疗胃下垂，一味"苍术饮"用法之秘，乃朱师辨病用药之独特之处，亦是朱师主张辨证和辨病相结合学术思想的具体运用之见证。

朱老在临床上还常以苍术和升麻为对药治疗胃下垂。指出："升麻升举清阳，苍术运脾散精，两药合用，可振奋气化，有起痿、振颓之功"。

按：朱老谓，胃下垂病机较杂，有痰饮留伏而致者；有肝气久郁而致者；有湿浊弥漫而致者；有气血困顿而致者；有原气不足而致者；有风木不张而致者；有宗气不振而致者；有火不生土而致者；有金寒水冷而致者等。朱师虽见症溯源，随证变法，但始终不变一味"苍术饮"宣化湿浊，数十年临床实践证明，胃下垂者连续服"苍术饮"，并无伤阴化燥之弊，乃因苍术助脾散精，助脾敛精也，更妙在重药轻投之巧，一味"苍术饮"乃治胃下垂之"达药"也。

053

舒 胃 散

（治慢性萎缩性胃炎）

朱批点睛

慢性萎缩性胃炎在整个病程中是错综复杂的，有时较单一，有时诸多症情同时出现，辨治贵在辨证明确，切中病机，切忌见病治病，就事论事。我在选方用药时，以"久病多虚""久病多瘀"为根据，各有侧重，虚实兼顾，力求补而不滞，滋而不腻，祛邪不伤正，理气而不伤阴。一旦药中肯綮，则应坚持服药，不宜轻易更方。如药后病情已获好转，续予散剂冲服，一则服用方便，患者易于坚持，以巩固疗效；二则有利于药物充分吸收，若用

【组成】 生黄芪 90 克，莪术 50 克，潞党参、淮山药、蒲公英、枸杞子各 90 克，鸡内金、刺猬皮、生蒲黄、五灵脂、徐长卿各 60 克，炮穿山甲、木蝴蝶、凤凰衣各 45 克，甘草 30 克。

【用法】 共碾极细末，每服 4 克，每日 3 次，饭前 30 分钟服用。阴虚者加北沙参、麦冬各 60 克，生白芍 90 克；偏阳虚则加良姜、炒白术各 60 克，荜茇 30 克。

【功用】 益气消瘀，养胃制肝，温脾化湿。

【主治】 慢性萎缩性胃炎及溃疡病。

【方义】 朱老认为，慢性萎缩性胃炎以脾虚夹瘀、阴虚木横、阳虚夹湿等 3 型较为常见，用药上按型分别施治，各有侧重。就其病理而言则一，故凡病理切片报告，见有肠上皮化生或不典型增生者，均应加刺猬皮、炮穿山甲，以软坚散结，消息肉，化瘀滞。舌质红，脉弦者，可再加白花蛇舌草、蒲公英、白英等。黄芪配莪术，能益气化瘀，剂量宜视症情而增减，有祛瘀生新之功，坚持服用，病变往往可消弭于无形。疼痛甚著，

应加用活血化瘀、散结止痛之失笑散，因其不仅善于止痛，而且有改善微循环，调节代谢失调和神经血管营养，从而促使肠化生和增生性病变的转化和吸收。余之经验，凡脘胀甚者，徐长卿必不可少，以其善于行气消胀，缓急止痛。至于凤凰衣、木蝴蝶二药，功擅养阴清肺，通常均用于久咳、咽痛、音哑，其实还有补虚、宽中，消除慢性炎症及促进食欲之功，朱老说临床对于溃疡病及慢性萎缩性胃炎屡用得效。

【病案】 黄芪配莪术治慢性胃疾

高某，女，60岁，退休工人。胃疾20余载，经治而愈。去年因连续食用党参煨桂圆而致口干咽燥，乃致胃疾又作。近5个月来，食欲显减，胃脘胀痛不适，形体消瘦，便干如栗，三日一行。苔白腻，边有白涎，质衬紫，脉细小弦。证属气血亏虚、痰瘀互阻、中运失健，姑予益气血，化痰瘀，运中土，徐图效机（1981年10月胃镜检查：浅表萎缩性胃炎、胃溃疡）。

处方：生黄芪20克，太子参、全当归、桃仁、杏仁各10克，戈制半夏2克（分2次冲），蓬莪术、鸡内金各6克，生麦芽15克，绿萼梅8克。

进药5剂，食欲增加，脘痛已缓。仍以上方出入加减，共服药62剂，诸恙均除，胃镜复查未见任何异常。

体会：慢性胃疾和癥瘕积聚有其共性：由于久

之得宜，则效如桴鼓。除此之外，尚应注意饮食，掌握食疗，调节情志，避免忧怒，以利于胃体之康复，疗效之巩固。

——朱良春

朱批点睛

黄芪能补五脏之虚，莪术善于行气、破瘀、消积。莪术与黄芪同用，可奏益气化瘀之功，病变往往可以消弭于无形。因为黄芪得莪术，补气而不壅中，攻破并不伤正，两药相伍，行中有补，补中有行，相得益彰。再细深究，《本经》首言生黄芪善医痈疽久败，能排脓止痛；次言大风癞疾，五痔鼠瘘，皆可用之。性虽温补，而能疏调血脉，通行经络，驱风运毒，生肌长肉，以其伍蓬莪术，恒收祛瘀生新之功。故临床运用可使器质性病变之病理性变化获得逆转。

——朱良春

病耗气损精，而致气衰无力，血必因之瘀阻，因之常呈气虚血瘀之候。朱老认为此类病症应选益气活血、化瘀生新之品，方能奏养正消积之功。倪朱谟的《本草汇言》谓："黄芪补肺健脾、实卫敛汗、驱风运毒之药也。"王执中《资生经》曾载："执中久患心脾疼，服醒脾药反胀。用蓬莪术面裹炮熟研末，以水与酒醋煎服立愈。"张锡纯《医学衷中参西录》治女科方又有理冲汤用黄芪、党参配三棱、莪术之例，彼指出："参、芪能补气，得三棱、莪术以流通之，则补而不滞，而元气愈旺。元气既旺，愈能鼓舞三棱、莪术之力以消癥瘕，此其所以效也。"朱老对此颇为赞赏，并加发挥。他常用生黄芪20～30克，莪术6～10克为主，治疗慢性萎缩性胃炎、消化性溃疡、肝脾大及肝或胰癌患者，颇能改善病灶的血液循环和新陈代谢，以使某些溃疡、炎性病灶消失，肝脾缩小，甚至使癌症患者病情好转，延长存活期。朱老临床具体运用这两味药物时，根据辨证施治原则，灵活掌握其剂量、配伍，如以益气为主，黄芪可用30～60克，再佐以潞党参或太子参；如以化瘀为主，莪术可用至15克，亦可加入当归、桃仁、红花、土鳖虫等；解毒消瘕常伍参三七、虎杖、白花蛇舌草、蜈蚣。临床实践证实，凡胃气虚衰、瘀阻作痛者，以二味为主，随症制宜，胃痛多趋缓解或消失，食欲显著增进，病理变化随之改善或恢复正常，可见其大有健脾开胃、扶正祛邪之功。

第三讲 胃肠系病证经验方

相关链接 慢性萎缩性胃炎的饮食宜忌

1. 宜食大米饭、小米饭、玉米饭，如喜面食，可食干烙饼、面条、面包及其他不加碱的面食品。

2. 非虚寒型均宜食黑木耳（做木耳汤为常食汤）、土豆、西红柿、青菜、藕、萝卜、冬瓜、黄瓜、嫩丝瓜、绿花菜、洋葱、芹菜、胡荽、绿豆芽、豆豉等，烧菜佐料可用醋、生姜，少用酒、味精、糖、胡椒。

3. 可食肉、蛋、鱼类，如猪肉、羊肉、牛肉、鸭肉、鸭蛋、鲫鱼、鲳鱼、黄鱼、米鱼等有鳞鱼，内脏类可食猪肚、鸡肫、猪腰子。

4. 忌食油炸糯米糕饼、粽子、汤圆、酸咸菜饺子、波菜、芸菜、紫菜、海带、酸咸菜、青椒、辣椒、大蒜、黄豆芽、豆腐，更忌烟、烈性酒、茶叶、方便面、各种饮料、矿泉水及各种液体滋补品等，并要少食水果。

5. 禁食鸡肉、醉蟹、虾类、无鳞鱼、驴肉、马肉、香肠、火腿、狗肉、蛇肉、腊肉、猪头肉、熏鹅、麻油鸭，以及油条、油饼等油榨食物。

按：饮食宜忌，是中医能否取得理想疗效的关键，中医有药食同源之说，故重视饮食宜忌，既能免除干扰药效，又能保护病变部位少受刺激，它是一门值得重视的学问。通常所提及的生、冷、油、腻四忌比较抽象、笼统。每一种病，随着病情的不断演变，均有不同的饮食宜忌，朱师在治疗萎缩性胃炎过程中，总结出一套比较完整的宜忌谱，作为患者的饮食生活借鉴。

方药传真

■ 地龙糖液治溃疡病

取鲜地龙1000克，置净水中约2小时，待其将腹中泥粪排净，取出洗净，放于盆内，用白糖500克撒入拌匀，其体液即迅速渗出，经1～2

按：朱老指出，地龙对症型偏热的消化性溃疡，确具良效。临证时必须按中医辨证施治的原则，有选择地使用，若误用于虚寒型的溃疡病，则将造成不良后果。

小时后，以纱布滤取其液，至滤不出时再加少许清水冲滤，以得到700～1000毫升为度。最后以高压消毒，置冷处或冰箱内贮藏待用。

【服法】每次30～40毫升，每日3～4次，于饭前1小时加温口服；服后立即向病变部位侧卧1小时左右，以便药物更合理想地发挥局部作用。一般可连用1～2个月。此液味甜适口，无特殊气味，患者乐于服用。各地使用验证之病例颇多，笔者亦屡用得效；但以阴虚胃热，或溃疡活动期而合并出血者，最为适合。

【病案】路某，男，43岁，干部。胃痛史8年，每以受寒或辛劳即作，作则脘痛，泛呕吞酸，嘈杂不安，以食后3小时为甚，曾有黑粪史。经钡餐透视检查：十二指肠球部有0.4厘米×1.1厘米龛影，诊断为十二指肠球部溃疡。大便隐血(＋＋)。苔微黄腻，中剥质红，脉细弦。此阴虚胃热之候，可予地龙液消失之。每次30毫升，食前1小时服；连用1周，症状显著好转；继服至3周，体重增加，精神旺盛。3个月后复查，壁龛已告消失。

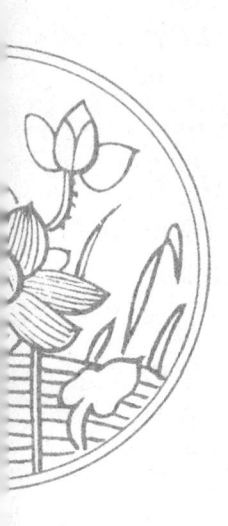

仙 桔 汤

（治慢性溃疡性结肠炎）

【组成】 仙鹤草30克，桔梗8克，乌梅炭4.5克，白槿花（即木槿花）、炒白术各9克，广木香5克，炒白芍9克，秦艽10克，炒槟榔1.2克，甘草4.5克。

【用法】 水煎服，每日1剂。有失禁不固者加诃子肉12克，或石榴皮10克；腹痛甚，倍白芍；气虚甚，加参芪、升麻；无木槿花，可代以藿香、紫苏各6克，地锦草20克。

【功用】 升清降浊，补脾敛阴，清化止泻。

【主治】 慢性痢疾，结肠炎，属脾虚夹湿热者之慢性泄泻。症见久泻、便溏，夹有黏冻，纳呆肠鸣，腹胀乏力。舌尖红，苔白腻，脉濡细。

【注意事项】 对久泻久痢，证属脾肾阳虚或肾阳不振者，或大寒凝内，多年不愈者，仙桔汤当不适用。

【方义】 本方选仙鹤草为主药。乃因仙鹤草涩中有补，轻灵止泻，止中寓通，强壮强心，补脾健胃，对慢性泻痢虚实夹杂者有标本同治之功，如临床广用于治劳伤脱力、止汗、止咳、止血、止痢、止泻、眩晕、赤白带下、血小板减少性紫癜等，

按：王孟英强调，临证治病必须量体裁衣，各求其是，提出了"病同体异，难执成方"的卓见。朱师告诫吾辈，不要死抱仙桔汤一成不变地用于临床，再好的方子也未必能符合千变万化的病情。故朱师谱成"仙桔汤"方的临证加减歌诀指导吾辈，对后学者颇有提示该方加减思路的作用，特辑录如下。歌曰：

各种肠炎仙桔汤，
南通朱氏良春方；
仙桔白槿方必用，

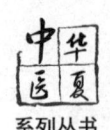

白术白芍乌梅炒；
术香槟榔行积滞，
消补通涩黏冻康；
诃子榴皮滑脱放，
需知加减化裁方；
肝强脾弱湿下注，
痛泻要方共成方；
寒痛需配良附丸，
热痛宜加金铃散；
过敏长卿或地龙，
瘀痛莪术失笑散；
溃疡加用护膜法，
重证可配灌肠方；
寒湿欠困见便溏，
四神掺入力增强；
湿热互结宜清利，
热重需加白头翁；
湿盛白槿花宜重，
酌加燥湿力尤彰；
湿毒羁留难清利，
芳化淡渗法优良；
病久中虚见气滞，
扶正调气逆流挽；
便血蕊石云白药，
故子诃槐芪淮山；
上述诸注皆罔效，
大寒凝内巴豆炭，
阿米巴痢鸦胆子，
次吞5粒套胶囊。

即是明证。亦以其味辛而涩，微温无毒，伍桔梗辛苦甘平，以其辛制其肝，开其肺，以其涩去其脱，除其滑。盖肺气开则府气通，故能治腹痛、下痢、久泻。古有《药性论》《本草经疏》《重庆堂随笔》等均载桔梗治下痢。清代温病家柳宝诒最喜用桔梗伍枳壳治泻痢而多方不离，以其疏畅气机，斡旋气化之用；更重于桔梗升挺肺气和排脓排痰之功。朱师妙伍少量槟榔。一升一降，清升浊降则枢机运转如常，探得王孟英调正气、化枢机之旨。久泄或久痢多清气下流，清浊相混，运传失常，槟榔本散结破滞、下泄杀虫之药，但槟榔多服则泻至高之气，较枳壳、青皮尤甚，故朱师用量为1.2克，有久病用小方、以少胜多、事半功倍之用药特色，对久泻久痢腹痛较甚者亦有著效。白槿花轻清滑利，能利能辟，拨动气机，上清肺热，下利水道，消积导滞，凉血和营，消肿排脓，止泻止痢，对清化下焦湿热颇有速效，故有消炎、退热、抗菌、通淋、止泻、止痢等功，朱师历年用白槿花治肾盂肾炎、菌痢，每每应手，是一明证。

　　白术、木香健脾调气；白芍、乌梅、甘草酸甘敛阴，且泄木制肝，缓急止痛，固脱止滑；秦艽有抗菌、消炎、镇痛和类激素之作用，能斡旋脾胃，拨动气机，助桔梗升提，大有喻氏"逆流挽舟"之意；乃与败毒散用防风、羌、独等异曲同工耳。且能祛风、通络、理湿、清热、利尿，宣通诸腑，引导湿热，直走二阴而出。一药多功，

第三讲 胃肠系病证经验方

颇合慢性肠炎脾虚湿热型之病机，诸药共奏升清降浊，通塞互用，气营兼调，补脾敛阴，清化止泻之功。既无参芪之峻补，亦无芩连之苦降，更无硝黄之攻伐，对久病正虚，攻不胜攻，清不耐清，补不能补之久泻、便溏，夹有黏冻，纳呆肠鸣，腹胀乏力，舌尖红，苔白腻，脉濡细之慢性结肠炎、过敏性结肠炎及慢性痢疾，疗效确切。

提示：冻，是蛋白冻之简称。作细菌培养基。是专有名词。

【病案一】 郭某，男，38岁。起病2年。泄泻1天多达20余次，少则10余次，肠鸣不停，做乙状镜检，确诊为溃疡性结肠炎，多次住院，中西药治疗罔效，诊见面色苍黄，神疲乏力，形体消瘦，纳呆肠鸣，腹泻有黏冻，无里急后重，时有失禁不固，舌尖红苔腻，脉细，证属脾虚湿热，投仙桔汤加减。

仙鹤草30克，桔梗6克，白槿花、炒白术各12克，乌梅炭5克，诃子肉12克，炙黄芪15克，党参10克，升麻、柴胡各5克。

4剂药后，大便好转，日1～2次，黏冻消失，精神明显好转，原方再进10剂，诸症全除，守原方14剂善后，嘱愈后用参苓白术丸、香砂六君丸各500克守服，以复脾胃功能。

按：仙桔汤有健脾敛阴、清泄湿热之功，对虚实夹杂之证，既非寒凉恋邪，亦无攻伐伤正，补泻并施，多能应手收效。

【病案二】 许某，男，52岁。大便溏泄4个月，日2～3次，杂有黏冻，脐左攻痛，迭进中西药物无效，舌中腻，尖红，右关脉弦按之弱，经乙

061

状结肠镜确诊为慢性结肠炎、肠痉挛,证属肝郁脾滞,予仙桔汤加减。

仙鹤草 15 克,桔梗 8 克,白槿花 12 克,炒白术 15 克,炒白芍 18 克,乌梅炭 5 克,秦艽 10 克,萆薢 15 克,广木香 6 克,柴胡 5 克,甘草 3 克。

药服 10 剂,诸证悉除。

体会:久泻大便杂有黏冻,当有湿热留着。脾运失常,气机阻滞,则纳呆肠鸣。脾胃虚弱,气化失常,清浊不分。水谷不化,则便次增多。如泄泻不爽,则内有积滞阻碍气机。肝强脾弱,则弦脉独见于右关,按之细弱。

朱师临证,除注重详察明辨外,并根据患者体质、嗜好、宿疾兼夹,以及饮食居住情况等。结合病程远暂,症情轻重,强调因人制宜。且抓住辨证要点。素体丰腴者,多见气弱湿滞,须注重气机的疏畅;形体瘦削者,常伴阴液暗耗,当顾及气阴的生化。凡久泻者,不可概以脾虚湿热或脾肾虚寒论治。临证中因虚致泻的还有情志不遂,肝木乘土的泄泻;水土不合,肠胃功能紊乱的泄泻;食物或药物异体蛋白过敏的泻泄等,均不能忽视。

按:本案便血色见鲜红夹紫,显见肠有湿热夹瘀。服前医中药,唇肿、腹痛,可见前医误以温补治湿热,误以固涩治瘀滞。大便中夹有

【病案三】 管某,女,25 岁。主诉年前便血,曾经治疗血止,肠镜检查确诊为结肠腔溃疡。2 个月前大便每 2～3 天 出血 1 次,近 1 个月,每天便血,呈血丝状,色鲜红与暗红杂见。大便中夹黏液,刻下神疲乏力,面色苍白,纳少泄泻,服前医中药后,

062

第三讲 胃肠系病证经验方

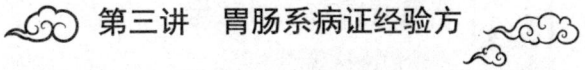

即唇肿腹痛，舌胖大有齿痕，脉细弦。证属脾虚湿热误治，伤及肠络出血。治以益气和血，佐运脾固摄。

药用：仙鹤草30克，煅花蕊石20克，白槿花12克，徐长卿15克，地榆炭、血余炭、诃子肉、炒白术各10克，淮山药30克，甘草6克。

药服2周，诸证好转，便血减少，唯面色无华，脉细无力。原方加人参、黄芪各15克，又服2周，大便成形，症情稳定。但大便仍夹有黏液和血丝，予原方加桔梗10克，再服2周，药后仍偶有黏液和血丝。又予原方加云南白药4盒，每服2粒，每日3次，空腹服。加云南白药后，嘱守服20余剂，便血黏液消失，唯纳谷欠香，面色无华，神疲乏力，舌脉如前。再原方出入。

处方：淮山药、仙鹤草各30克，炒白术、谷麦芽、党参各15克，白槿花、补骨脂、乌梅炭各10克，广木香6克，甘草4克。

守服2个月，因诸证消失，病情稳定而停药。但停药一段时间又复发，此例便血顽固缠绵，若非真知灼见者早已改弦异辙，只朱师仍守原法，用健脾止血方加石榴皮10克，生白及15克。再配合外治灌肠方：白头翁、秦皮、地榆炭、槐花炭、生白芍各15克，地锦草30克，川黄柏、炒乌梅各10克，煎取200毫升，加锡类散1支，保留灌肠。每日1次，每次1小时。配合灌肠方1个月余，诸证又消失，嘱去灌肠方，继守服原方3个月。停药至今随访未复发。

黏液则肠中有湿热，如以温补治之，反助肝阳，肝愈强则脾愈受克。味厚滋阴之品，更非土受木克，脾失健运之所宜。泄泻而纳少其病在脾。本案治疗先后历时1年，几次愈而复发。朱师始终守仙桔汤加减化裁，以健脾止血，益气和营兼顾湿热，调整气化枢机之法贯彻前后，关键时刻妙以外治灌肠方配合，终收治愈痼疾顽证之目的。常法新用，有常有变，且执简驭繁，守法守方，灵活加减，乃为高手也。如故不守方，心无定见，朝方暮改，寒热杂投，漫无边际，否认专方、效方和法外之法，定不能达到治愈痼疾难证之目的。此乃吾辈之深深体会矣。

皂角牵牛丸

（治肥人便秘）

按：肥胖的人便秘多痰证，此证多见便秘不爽，欲便难解，甚至时有后重及腹胀心烦、坐卧不安之象，当属中医"痰秘""风秘"范畴。其病机是痰浊内生，阻遏腑气。因此，朱老取《金匮要略》"皂荚丸"合危亦林"皂角丸"之义，创立"皂荚牵牛丸"，经临床验证，治肥人便秘，取效甚速。

按：牵牛子，又名二丑（黑、白丑），其性苦寒沉降，用治喘满肿胀、食滞痰结、二便不利属于实证者，有良效。

【组成】 炙皂荚子、炒枳壳、砂仁、广木香、牵牛子、莱菔子各等份。

【用法】 将上药研细末，炼蜜为丸，每丸约重3克，早晚饭前枣汤或米饮送服1丸。

【功用】 润燥通便，逐痰涤垢。

【主治】 肥人风秘、痰秘、气秘，治疗老年形体丰腴者便秘，疗效亦佳。

【方义】 方中皂荚子润燥通便，祛风消肿，逐秽涤垢，治大便燥结，李时珍谓其"治风热大肠虚秘、瘰疬、肿毒、疮癣"，又说它"能通大肠阳明燥金，乃辛以润之之义。"李东垣谓其"和血润肠"。陈自明的《妇人大全良方》载有治大肠风秘方：皂荚子三百粒。破作两片，慢火炒燥，入酥一枣大，又炒燥，又入酥至焦黑为度，为末，蜜丸桐子大。每服三十丸，煎蒺藜、酸枣仁汤，空心下，良久未利，再服，渐加至百丸，以通为度。

据研究，皂荚子含皂苷，虽有刺激燥悍之性，但入丸量微少，服后反有调中健脾之功，牵牛子少用亦有调中健脾之妙。皂荚合牵牛子能刮垢、

第三讲 胃肠系病证经验方

能涤浊、能促进分泌、能融释秽浊痰黏。用枣汤或米饮送服，在峻悍药中寓润沃缓和之法，以防烦懊嘈杂等不良反应。

方中砂仁平调脾胃，砂仁得白蜜，又可润阳明之燥，降太阴之逆。而木香能行三焦之滞气，助砂仁通脾肾之元气，痰郁可开也。此方峻药轻投，缓缓斡旋，故治痰秘、风秘或老年性便秘无不良反应。

【病案】 邓某，女，50岁。大便秘而不爽3年，形体肥胖，每次大便多间隔周日甚或旬日，常年腹胀，时有便意，欲便难解，且有后重。3年来多方求治，曾长期服用清泻外导、滋润攻下等药，甚至靠灌肠通便维持。诊见精神尚可，舌稍红，苔浊腻，脉弦滑。证属痰浊遏阻胃肠，投"皂荚牵牛丸"，早晚每服3克，次日大便通畅，续服10天，每2日大便畅通1次，诸症显见好转。嘱守服1个月，诸症消失，大便每日畅通，续投一味莱菔子末善后。随访2年无复发。

牵牛子气味雄烈，有破气散壅、通利三焦的作用，故亦常用于饮食积滞、腹胀腹痛、便闭或泻下不爽之症。章次公先生曾拟"灵丑散"一方（黑牵牛、五灵脂各等份，研末，每服3~6克，日2次），朱老用之多年，其效甚佳。此方亦用于痢疾少腹胀硬或坠痛，排便不爽，常以牵牛子、五灵脂与大黄、槟榔、薤白、白槿花、苦参、石榴皮、川楝子、香连丸等相伍而用。

痢泻散

（治痢疾）

按：痢泻散一方，不见于方书，是李汝珍《镜花缘》一书中记载的一张验方。章次公先生讲究实效，博采众方，用于临床，每获卓效。嗣后朱老又在数十年临床实践中广为应用，进一步证实此方对痢疾、肠炎的疗效均很显著，且服用方便，价格低廉。

朱批点睛

中医之"赤白痢"类似于"急性菌痢""疫痢""疫毒痢"似属"暴发性痢疾"。本病致病因素，一为外感暑湿疫毒之气，蓄积肠胃而致；一为饮食不洁，或过食生冷停积于中宫，使脾胃运化之功能

【组成】 生大黄、熟大黄各30克，苍术（米泔水泡）90克，杏仁、羌活各30克，川乌（去皮脐，湿面包裹，火上煨透）、甘草各45克。

【用法】 研细末，为散剂。赤白痢，成人每次服用3～4克；肠炎、泄泻，成人每次服用2克；均一日2～3次服。小儿用量减半，4岁以下服成人量的1/4，1－2岁服成人量的1/8即可。

【功用】 泄热通滞，健脾燥湿，温里散寒，止痛安中。

【主治】 赤白痢；细菌性痢疾及急慢性泄泻。

【方义】 方中以大黄为主药。大黄"荡涤肠胃，推陈致新"（《本经》），"主治下痢赤白，里急后重"（《本草纲目》）。盖痢疾莫不由外感疫毒之邪，内伤饮食生冷不洁之物，运化受阻，传导失常，气血凝滞，湿热郁蒸而致。肠炎腹泻，尽管见证各异，但初起肠间多有积滞。大黄既有清热解毒之长，又有荡涤导滞之功，妙在生熟同用，生者力峻，专于下行；熟者力缓，既能导湿热从小便而出，又能导大肠积滞而行中有止。杏仁通利三焦、

消积止痛（凡含油脂之药皆有镇痛之功，如桃仁、杏仁、当归、川芎、羌活之类皆是，此乃章次公先生独得之秘）。羌活为风药，风能胜湿，能宣通表卫，又能鼓舞清气上行；苍术燥湿强脾；甘草和中解毒；制川乌取其散寒湿、温脏腑、破积止痛之意，且辛热之川乌与苦寒之大黄相伍，温脏清肠，相反相成。

【病案】 沈某，男，36岁，农民。恶寒发热，3日，体温38.8℃，头痛肢楚，泛泛欲呕，腹痛阵作，下痢不爽，里急后重，夹有赤白黏冻，日十余行。粪检有红、白细胞，脓细胞及黏液。苔微黄腻，脉滑数，暑湿热毒之邪内侵，食滞内蕴，熏蒸胃肠，气血凝滞，痢疾以作。治用痢泻散，每服2克，1日2次，服后2小时，腹痛稍缓，痢下较畅，入暮热势渐挫，翌日续服之，即愈。

受阻，大肠传导失常，气血凝滞，湿热郁蒸，损伤肠道血络，而痢下脓血。凡痢疾初起，因宿有积滞，里热较甚，前人早有"痢无止法""痢疾当头泻"之说，通下疗法对痢疾初起最为适用，可缩短疗程，提高疗效。

——朱良春

朱良春 精方治验实录

第四讲 肾系病证经验方

·增补修订本·

清淋合剂

（治淋证）

【组成】 生地榆、生槐角、半枝莲、白花蛇舌草、大青叶各30克，白槿花、飞滑石各15克，生甘草6克。

【用法】 上药为1日剂量，煎制成合剂100毫升，每日口服2次，每次50毫升，重症剂量加倍。高热者，加软柴胡20克，炒子芩15克。急性者疗程为1周，慢性急性发作者疗程为2周。

【功用】 清热泻火，凉血止血，渗利湿毒。

【主治】 淋证。急性泌尿系感染或慢性泌尿系感染急性发作。

【方义】 《景岳全书·淋浊》载"淋之初病，则无不由于热剧……"淋证之始（急性期或慢性急性发作期），其来势骤急，常常热多于湿。热结膀胱，气化不利，则出现小便频急，灼热涩痛；热毒炽盛，入于血分，动血伤络，血溢脉外，与溲俱下，可见尿中带血。因此，对本病初起的治疗，朱老主张在清热利湿的同时，须加用凉血之品。如生地榆、生槐角、大青叶等。凉血有助于泄热，遣用苦寒剂，多能挫邪于病始，可迅速复旧如初。

朱批点睛

生地榆、生槐角，尤为治淋之要品。地榆生用凉血清热力专，直入下焦凉血泄热而除疾；生槐角能入肝经血分，泄血分湿热为其特长；淋乃前阴之疾，足厥阴肝经循阴器，绕腹里，肝经湿热循经下行，导致小便滴沥涩痛，槐角泻肝凉血而利湿，每建奇功。二药配伍治淋，有明显的解毒、抗菌、消炎作用，能迅速改善和消除尿频、尿急、尿痛等尿路刺激症状。

——朱良春

朱老所创"清淋合剂"（生地榆、生槐角、半枝莲、白花蛇舌草、大青叶、白槿花、飞滑石、生甘草），具有清热泻火，凉血止血，渗利湿毒之功，用于治疗急性泌尿系感染或慢性泌尿系感染急性发作，屡收捷效。

【病案一】 朱某，女，54岁，工人。患者子宫切除后患急性肾盂肾炎，曾多次反复发作，病程已历12年，发作与缓解交替出现，水肿，腰痛，尿常规常为蛋白（＋）、白细胞（＋＋）、透明管型（＋），尿培养结果为大肠埃希菌、副大肠埃希菌、产气杆菌（菌落均＞10^5/毫升）混合感染，药敏试验结果除链霉素、呋喃坦啶对副大肠埃希菌中度敏感外，对其他抗菌药物全部耐药，住某医院治疗2个月，迭经多种抗生素及中药治疗，病情如故，乃来我院门诊。服用"清淋合剂"72小时复查，尿常规、尿培养全转阴，服药6个月，经随访，情况良好。

【病案二】 宋某，女，63岁，工人。患慢性肾盂肾炎已10载有余，长期面部虚浮，腰酸，尿常规长期为蛋白（＋）、白细胞（＋＋）、红细胞（＋），近1年来培养持续阳性，大肠埃希菌菌落数＞10^5/毫升，药敏试验对各种抗生素全部耐药，服用"清淋合剂"后，症情好转，1周后尿培养转阴，取得近期治愈。以后每月服用本品1周。连续3个月，并加服中药调理后，观察6个月，病情稳定。

按：据《江苏中医药》1983年第1期报道，通过100例（女性97例，男性3例）的临床观察，证实"清淋合剂"对急性泌尿系感染有确切可靠的疗效，其近期治愈率为66%，总有效率为82%。同时还观察到，本品对常用抗生素治疗无效的病例仍然有效。

通淋化石汤

（治泌尿系结石）

【组成】 金钱草 60 克，鸡内金 10 克，海金沙 12 克，石见穿 30 克，石韦 15 克，冬葵子 12 克，两头尖①9 克，芒硝（分冲）6 克，六一散 10 克。

【用法】 水煎服，每日 1 剂。加减法：尿血，去两头尖，加琥珀末（分吞）3 克，小蓟 18 克，苎麻根 60 克；腰腹剧痛，加台乌药 30 克，延胡索 20 克，地龙 12 克；发热，加黄芩、柴胡各 12 克；尿检中有脓细胞者加败酱草、土茯苓各 30 克。

【功用】 清利湿热，通淋化石。

【主治】 治尿结石湿热型。症见肾绞痛突然发作，伴有明显的血尿或发热，小腹痛，以及尿频、尿急、涩痛或尿中断等急性泌尿系刺激征，苔黄或厚腻，舌质红、边有瘀斑，脉弦数或滑数。

【方义】 本方以清利为主，佐以温阳，药用鸡内金、金钱草为对，一以化石，一以排石，张锡纯谓"鸡内金，鸡之脾胃也，中有瓷、石、铜、铁皆能化之，其善化瘀积可知"，临床证实重用鸡内金，确有化石之殊功。金钱草清热利尿、消肿排石、破积止血，朱师大剂量使用，对泌尿系结

①两头尖：为毛茛科植物多被银莲花的干燥根状茎。味辛，性热；有毒。能祛风湿，消痈肿。药理研究表明，所含总皂苷有抗肿瘤、抗炎、镇痛和抗惊厥作用。

朱批点睛

泌尿系结石的治疗方法较多，但总不能离开整体治疗原则，"治病必求于本"，因此既要抓住石淋为下焦湿热蕴结、气滞瘀阻。又要注重湿热久留，每致耗伤肾阴或肾阳。故新病应清利湿热、通淋化石，久病则需侧重补肾或攻补兼施。

——朱良春

石的排出尤有殊效。海金沙、石见穿为对，海金沙甘、淡、寒，淡能利窍，甘能补脾，寒能清热，故治尿路结石有殊效；石见穿苦、辛、平，健脾胃，消积滞，能助鸡内金攻坚化石，亦助金钱草通淋排石。石韦、冬葵子为对，一为利水通淋止血，泄水而消瘀；一为甘寒滑利，通淋而排石，乃取《古今录验》"石韦散"之意。又伍以芒硝、六一散为对，芒硝辛苦咸寒，有泄热、润燥、软坚、化石之功；六一散利六腑之涩结，亦有通淋利水排石之著效，尿路结石用芒硝，有通后者通前之妙，病在前，而病之机窍在后，当取反治，乃有局方"八正散"用大黄之意。

【病案一】 张某，腰痛4年，迭经中西医治疗未效，面部虚浮，失眠乏力，多次尿血，经医院造影、摄片，两侧肾盂并输尿管积水（结石引起），尿检：红细胞（＋＋＋），白细胞（少许），蛋白（＋），苔薄微腻，脉弦细。

病证分析：此石淋导致血尿，属湿热蕴结下焦，凝而为石，阻塞气化，水液蓄潴。治宜化湿清热，利水通淋而消化结石。

处方：金钱草60克，鸡内金15克，海金沙12克，石见穿30克，石韦15克，冬葵子12克，芒硝（冲）6克，六一散10克，加琥珀末（吞）3克，小蓟18克。

服药7剂，排出3枚结石（0.7厘米×0.5厘米

第四讲 肾系病证经验方

两枚，0.35厘米×0.2厘米一枚），面浮腰痛随之好转，原方再加黄芪15克，楮实子15克，守服月余，诸症消失，嘱以六味地黄丸善后。

【病案二】 杨某，男，52岁，干部。初诊（1974年7月24日）：突然腰腹部绞痛、呕吐，自疑为急性胃肠炎去某院急诊，注射阿托品并输液，略见好转，即带药回家，旋又剧痛，并见血尿，又去附院急诊，诊为肾结石引起的肾绞痛，观察1日后，仍阵发性剧痛，不愿手术，自动出院，要求服中药治疗。刻诊：发热（体温38℃），困惫，腰腹部绞痛阵作，作则呻吟呼叫，翻滚不宁，面色苍白，汗出如油，小便短涩欠利。尿检：红细胞（+++）。苔黄腻，脉细弦数。

病证分析：湿热蕴结下焦，煎熬尿液，积为砂石，壅塞水道，通降失利，而作绞痛。急宜渗泄湿热，理气止血，利水通淋。

金钱草、白花蛇舌草、海金沙藤、小蓟各30克，苎麻根60克，冬葵子12克，生地榆15克，广地龙、延胡索各12克，琥珀末（分吞）3克，六一散（包）12克。2剂。

二诊（7月26日）：药后腰部绞痛逐渐趋缓，已能耐受，尿赤渐清，苔薄腻，脉细弦。前法继进之。上方去苎麻根。3剂。

1976年4月随访，未再发作，一切正常。

按：朱老指出，中草药治疗尿石症已取得较好疗效，不仅能促进排石，而且有溶解结石作用。但结石体积超过0.7厘米以上者，不易速效。体虚脾弱者必须先予扶正健脾之品，然后再通淋化石。结石排出后，并需滋益肝肾，善后调理。总之要辨证与辨病相结合，因证制宜。倘结石嵌顿，造成尿流梗阻，而发生肾与输尿管积水或尿潴留、尿闭，甚至肾萎缩，保守治疗无效时，就必须即时手术，以免贻误。

朱老还总结了一套预防结石的简便疗法：在结石病多发地区，可经常用柳树叶或大麦秆、玉米须、金钱草煎汤代茶饮用，有预防和治疗作用。

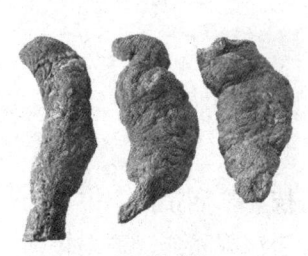

■ 地 黄

【病案三】 邹某,男,56岁,干部。初诊(1973年12月15日):经常腰腹酸痛,经南通医学院附属医院X线片报告:右侧肾区见1.0厘米×1.2厘米结石影,膀胱区见1.0厘米×0.7厘米两枚结石影。印象:右肾及膀胱结石。苔薄白,舌微红,脉细弦。

病证分析:此为湿热蕴结,肾阴为耗,煎液成石,阻于下焦。治宜泄化湿热,养阴益肾,通淋化石。

生地黄24克,生鳖甲18克,金钱草60克,海金沙藤30克,赤芍、冬葵子各12克,鱼脑石4.5克,芒硝4克(分冲),甘草4克。

二诊(1974年3月22日):X线腹部平片报告:两肾及输尿管、膀胱均清晰,右肾见一透光结石(1.2厘米×0.8厘米),位于第2腰椎横突下,结石呈长尖形,膀胱阳性结石未明显发现。印象:右肾结石。服上药近60剂,腰腹痛已趋消失,无特殊不适,根据X线片结果,右肾结石略缩小,苔脉无著变。继进下方:上方加石见穿30克,鸡内金9克。20剂;知柏地黄丸500克,每服6克,每日2次。

1975年2月随访:未摄片复查,但一切正常。

方药传真

■ 益气化瘀补肾汤治慢性肾炎

方药组成为:生黄芪30克,全当归、川芎、

第四讲 肾系病证经验方

红花各 10 克，丹参 30 克，淫羊藿 15 克，川续断、怀牛膝各 10 克，石韦 20 克，益母草 120 克（煎汤代水煎药）。水煎服，每日 1 剂。用于治疗各型慢性肾炎。临床实践证实，本方对隐匿性肾炎疗效最为显著，观察了 10 例，4 例完全缓解，5 例基本缓解，1 例部分缓解，全部获得疗效。

加减法：

（1）慢性肾炎急发作，各型慢性肾炎合并上呼吸道感染，或其他继发感染，出现严重蛋白尿者，去黄芪、红花，加金银花、连翘、漏芦、菝葜各 15 克，土鳖虫 10 克，鱼腥草、白花蛇舌草各 30 克，蝉蜕 5 克。

（2）各型慢性肾炎以肾功能低下为主者，加炮穿山甲 8 克。

（3）根据临床辨证加减：阳虚加附子、肉桂、鹿角霜、巴戟天；肾阴虚加生地黄、龟甲、枸杞子、女贞子、墨旱莲；脾虚者加党参、白术、山药、薏苡仁；气虚者重用黄芪，并加太子参 30 克；肾关不固加金樱子、芡实、益智仁；水肿明显，并伴有高血压者，加水蛭 2 克（研末，胶囊装，分吞）以化瘀利水；血尿者加琥珀 3 克（研，分吞），茅根 30 克；血压高者去川芎，加桑寄生 30 克，广地龙 15 克。

■ 重用益母草治肾炎二方

[方一] 治急性肾炎常用处方：益母草 90 克，

朱批点睛

慢性肾炎的致病因素比较复杂，脾肾两虚为发病的内在因素；风寒湿热为其发病的诱因；而脏腑、气血、三焦气化功能失调，乃是构成本病发生的病理基础。在治疗上应标本兼顾，补泄并施，益气化瘀，通腑泄浊，庶可奏功。

——朱良春

按：朱老认为，急性肾炎多系外感风邪水湿，

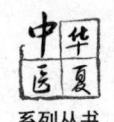

或疮疡湿毒内攻等，致使肺脾肾三脏功能失调，水湿泛溢肌肤而成。益母草除能利水外，尚可清热解毒，《新修本草》载："能消恶毒疔肿、乳痈丹游等毒"，不失为治疗急性肾炎之要药。至于慢性肾炎，则要从久病肾气亏虚，络脉瘀滞，以致气化不行，水湿潴留着眼，补肾、活血兼进，藉以扩张肾脏血管，提高肾脏血流量和增强肾小管排泄功能。常在组方时选加益母草。

泽兰叶、白槿花各15克，生甘草5克。风邪未罢，肺气不宣加生麻黄5克；内热较甚加生大黄5克、生黄柏10克；气血虚弱加当归10克、生黄芪15克。用法：水煎服，每日1剂。功效：清热解毒，利水消肿。用于急性肾炎。

[方二] 益母草30克，紫苏叶15克，蝉衣10克。用法：水煎服，每日1剂。临证应用时当随证加味配伍。功效：疏风解毒，活血利水。主治：肾炎，肾病综合征。临床验证，三药合用，有利水消肿，消除蛋白尿，改善肾功能之效。

朱老指出，用益母草利水消肿，必须大剂量。曾验证：若每日用30～45克时，利尿作用尚不明显，用至60～120克时（儿童酌减），始见佳效。鉴于其具有活血、利水之双重作用，故对于水、血同病，或血瘀水阻所致之肿胀，堪称的对之佳品。

■ 中药保留灌肠方治尿毒症

朱老所拟灌肠方由清泄、解毒、化瘀之品组成：生大黄10～20克，白花蛇舌草、六月雪各30克，丹参20克。用于慢性肾衰竭，血尿素氮和肌酐明显升高者。

用法：有阴凝征象者加熟附子15克，苍术20克；血压较高或有出血倾向者，加生槐花45克，广地龙15克；湿热明显者加生黄柏20克；阴虚者加生地黄、川石斛各20克。全方煎成200毫升，每日1～2次，保留灌肠。

第四讲　肾系病证经验方

同时，可根据症情变化配合应用内服方药，予温肾解毒、化瘀利水之品。方如：熟附子10～20克，生白术20克，姜半夏10克，紫丹参、六月雪、扦扦活①各30克，党参15克，绿豆、白花蛇舌草、半枝莲各30克，黄连2克。另用益母草120克煎汤代水煎药，每日1剂。加减法：肌酐和尿素氮不下降者，加左金丸6克（包煎）；皮肤瘙痒者，加白鲜皮、地肤子各30克；血压较高或有出血倾向者，加生槐花45克，广地龙15克。症情稍见稳定后，即重用黄芪90克，淫羊藿30克，以温肾助阳，益气利水。若尿量少者，另用蟋蟀②10克，人工牛黄1克，琥珀4克，共研细末，胶囊装，每服4粒，每日2次，有解毒、化瘀、利水之功。

■ 朱老用蟋蟀治肾病的两则简便方

（1）慢性肾炎水肿：慢性肾炎小便短涩不利，面肢水肿，合并腹水者，用蟋蟀、蝼蛄（去头、足、翼）各30只，共研细末，分作30包，每日1包，分3次服；并以黄芪30克煎汤送服。阳虚甚者，加熟附片、淫羊藿各12克煎水同服。

（2）慢性尿毒症：如尿少者，常另用蟋蟀、琥珀各2克，沉香1.2克，研细末，分作2包，每服1包，日2次，有利尿、消胀之功。

①扦扦活：为双子叶植物药金粟兰科植物接骨金粟兰的枝叶。味辛，性平。入肺经。功效：清热解毒、抗菌消炎、祛风除湿、活血止痛。
②蟋蟀：为蟋蟀科昆虫蟋蟀的干燥全体。性温，味辛、咸。功能利尿，破血，利咽。用于水肿，小便不通，尿路结石，肝硬化腹水，咽喉肿痛。朱老指出：本品不仅有较强的利尿消肿作用，对膀胱麻痹之尿闭及慢性肾炎之尿少均有效。因其能对抗因碱性药和水分输入引起的液体潴留，所以对尿毒症亦有助益。

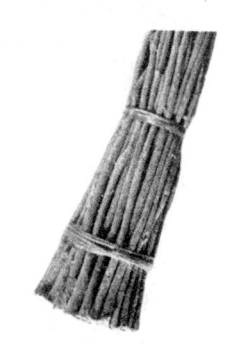

■ 黄　芪

朱良春
精方治验实录
· 增补修订本 ·

第五讲
心脑血管系病证经验方

第五讲　心脑血管系病证经验方

蝎 麻 散

（治偏头痛）

【组成】　全蝎 20 克，天麻、紫河车各 15 克。

【用法】　共研细末，分作 20 包，每服 1 包，1 日 2 次。

【功用】　平肝息风，解痉定痛，扶正补虚。

【主治】　偏头痛。属现代医学血管性头痛，发作时头痛剧烈，呈跳痛，锥钻样痛，畏光怕烦，痛剧伴有恶心、呕吐，呈周期间歇性反复发作。

【方义】　全蝎长于息风平肝，解痉定痛；天麻定风补虚，《大明本草》谓其"通血脉，开窍"；张元素更明确指出它能"治风虚眩运头痛"；又伍以补气血、益肝肾之紫河车，标本兼顾，相得益彰，以其效著也。

按：本方治疗偏头痛，一般服 1~2 次后，即可奏效，痛定后每日或间日服一包，以巩固疗效。有时单用全蝎末少许置痛侧太阳穴，以胶布贴之，亦可止痛。此法对肿瘤脑转移者之头痛，用之亦能缓痛。

【病案】　吴某，女，36 岁，工人。右侧偏头痛已历 3 年，经常发作，作则剧痛呕吐，疲不能兴。经外院诊断为"血管神经性头痛"，迭服中西药物均未能根治。顷诊：面色少华，疲乏殊甚，右侧头痛，时时泛呕。苔薄腻，质微红，脉细弦。证属肝肾不足，风阳上扰。治宜息风阳，益肝肾，予蝎麻散 10 包，每服 1 包，日 2 次，另以石斛、枸杞子各 10 克泡

083

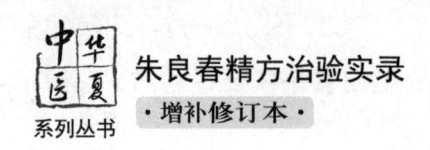

茶送服。

药后头痛即趋缓解，次日痛定。以后每日服1包。服完后再以杞菊地黄丸巩固之。

按：本方以全蝎为其主药，祛风平肝，解痉止痛。合地龙，平肝镇静为臣药，此二药皆具搜风剔邪之功。因朱老认为此病原因虽多，但均与风阳上扰有关。佐以钩藤，清心热，平肝风。然"久病必虚"，故伍以补气血、养肝肾之紫河车，以标本兼治，这是此方奥妙之处。

方药传真

■ 钩蝎散治偏头痛

钩蝎散由全蝎、钩藤、紫河车、地龙各等份组成，将药物共研细末，每服3克，每日2次冲服，也可装胶囊吞服。

临床应用：根据病情变化和辨证，也可选相应中药煎汤送服。如：气交之变因风寒诱发，用紫苏梗、白芷、生姜煎汤送服；因风热、暑热诱发，用薄荷、菊花泡开水冲服；遇劳则发者，用党参、黄芪、升麻、炙甘草、大枣等煎汤送服；肝肾亏虚，遇恼怒辄发者，用枸杞子、菊花、白芍、夏枯草煎汤送服；无其他症状者，用淡茶水送服即可，茶性苦降，善清头目。

■ 复方白附子散治偏头痛及三叉神经痛

取白附子、白芍、全蝎、蜈蚣、僵蚕各等份，研为细末，每服6克，每日2次。白附子善去头面之风。不仅对偏头痛有效，而且对三叉神经痛亦有佳效。如治周某，男，79岁，干部。宿有高血压、脑血栓之疾，近月来，左侧头面掣痛如触电，说话或进食时更甚，迭用多法治疗仍然未能控制，乃延请朱老会诊，给予上方，服后2小时即感轻松，次日疼痛基本缓解。嘱再每间日服1次，以资巩固。观察6个月，迄今未复发。

第五讲　心脑血管系病证经验方

太子参合欢皮汤
（治胸痹心悸等）

【组成】　太子参15～20克，合欢皮12～15克。

【用法】　水煎服，每日1剂。根据临床辨证加味。

【功用】　调畅心脉、益气和阴。

【主治】　胸痹心痛，心悸，眩晕，喘息，脏燥，失眠证属气阴两虚者。

【方义】　"萱草忘忧，合欢蠲忿"。合欢皮，性味平甘，功擅宁心悦志，解郁安神。《神农本草经》谓能"安五脏，和心志，令人欢乐无忧"。盖心为君主之官，心安则五脏自趋安和。太子参，其用介于党参之补、沙参之润之间，其性不温不凉，不壅不滑，确系补气生津之妙品。二味相伍，治疗心气不足、肝郁不达的情志病，确有调肝解郁、两和气阴之功，而无"四逆""四七"辛香升散、耗气劫阴之弊；疏补两济，平正中庸，实有相须相使、相辅相成之妙。

【病案一】　胸痹

范某，女，68岁，城镇居民。胸膺作痛，

按：情志、血脉同受心、肝两脏所主宰和调节，而心脏疾病的心悸心痛、胸闷乏力等见症，除本脏致病外，恒与木失疏泄有关。盖气滞则血瘀，心脉失畅，怔忡、惊悸作矣。因此，在治疗心脏疾病

085

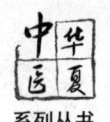

时，朱老指出：须注重心肝同治，特别是气机郁结、气阴两耗的冠心病、心肌炎、心律失常等病症，心肝同治尤多，用药首选太子参、合欢皮，随症施方，每每应手取效。用此二味，意在益气和阴、舒畅心脉，令心气旷达，木气疏和，则胸痹心痛即可蠲除。

板滞不舒，气短如窒，夜寐欠安，苔薄腻，脉弦代。心电图示：房性期前收缩，部分未下传，左心室肥厚，心肌损害。此气机失畅、心脉痹阻之候，治宜益心气，通心脉，宣痹散结，调气宽胸。

处方：太子参20克，合欢皮、全瓜蒌、紫丹参各15克，薤白、郁金、降香、苏罗子、火麻仁各10克，炙甘草12克。

服药5剂，心气复展，胸痹渐开，胸痛气窒减轻。再服5剂，胸痛消失。

【病案二】 胸痹

吴某，女，50岁，干部。夙有冠心病、乙型肝炎病史。近日胸闷殊甚，神疲乏力，纳谷欠香，舌质衬紫，苔薄腻，脉细。证系久病痰瘀互阻心脉，心气失展，治予调畅心脉、豁痰化瘀：

太子参、合欢皮各15克，全瓜蒌20克，三七末2克（分2次冲服），薤白、法半夏、川芎各10克，生山楂12克，甘草5克。加减共服15剂，胸膺宽舒，纳谷知香，体力渐复。

体会：以上两例医案，均有心气不足、胸阳失旷之见症，故均用太子参配合欢皮，以益心气，畅心脉。范案兼见气机失畅，故选苏罗子、降香、郁金调气通络；吴案瘀滞之症明显，故用三七、山楂活血化瘀。此同中之异也。

第五讲　心脑血管系病证经验方

【病案三】　心悸

陈某，男，23 岁，工人。心悸怔忡，不能自持，伴有头晕胸闷，舌红苔少。心率每分钟 106 次，期前收缩每分钟 4 次。此症为肝失调畅，气阴两亏。法当调畅肝脉，益气养阴。

生地黄、生白芍、合欢皮、太子参、麦冬、玉竹各 15 克，生牡蛎（先煎）20 克，功劳叶 12 克，炙甘草 10 克。

服药 5 剂，心悸、头晕、胸闷悉减，心率降至每分钟 92 次，期前收缩偶见。原方去功劳叶，加珍珠母（先煎）20 克，继续服用。

按：此证心阴不足，阴不敛阳，故心率增速。方中太子参合炙甘草、麦冬、生地黄、玉竹，益气养阴；牡蛎潜阳，合欢皮宽胸畅脉，故获效机。

【病案四】　眩晕

陆某，女，38 岁，工人。头晕、心慌、胸闷、喉梗死，舌偏红，脉细，四末欠温，血压 12.0/8.0 千帕（90/60 毫米汞柱）。证属气机失调、阴阳失燮，当予益气阴、畅肝木。

太子参、黄芪、黄精各 15 克，合欢皮、丹参各 12 克，川芎、淫羊藿各 10 克，甘草 6 克。

加减服用 12 剂，眩晕止，症悉退。

按：此证舌质偏红，阴虚也；四末欠温，阳不足也。阴阳失调，脑失涵养，此眩晕之由来。方以甘平为主，配合淫羊藿柔润和阳，合欢皮系对胸闷喉梗死而设。

【病案五】　喘息

张某，女，60 岁，城镇居民。病始干咳，近日情怀不舒，喘息不平，喉间痰鸣，两胁作胀，口干，苔中剥，脉细弦。经住某医院检查，诊为神经官能症。证为肺气失肃、肝失条达。治宜肺肝兼顾。

按：证系肝气犯肺而喘逆，方取太子参、合欢皮益气疏肝，百合、黄荆子、杏仁肃肺。

087

太子参、杏仁各12克，合欢皮、百合、黄荆子各15克，淮山药20克，麦冬、绿萼梅、炙僵蚕各10克，甘草5克。

加减服23剂，喘平症安而愈。

【病案六】 脏躁

邵某，女，35岁，教师。无悲自哭，涕泪交流，举发无常，胸闷太息，每于情绪激动而加重。证乃脏躁，治当和缓心气，解郁柔肝。

太子参、朱茯苓各15克，首乌藤、淮小麦各30克，合欢皮、石菖蒲、淫羊藿各12克，甘草3克，大枣12枚。服12剂后，因他病就诊时云：已2个月未发。

按：脏躁证用甘麦大枣汤为常法，加太子参、合欢皮益气调肝，更为合辙。

【病案七】 不寐

张某，女，43岁，干部。夜不安寐已延2个月之久。心慌胆怯，虚烦忧郁，头晕善忘，脉细软数，苔薄白。此心气不和、虚热内扰之候，拟除烦降火，舒郁安神为治。

太子参、合欢皮、柏子仁、酸枣仁各15克，首乌藤、秫米各20克，知母12克，川芎、甘草各6克。

加减共服13剂，夜卧安、虚烦宁。

按：太子参配合欢皮，与酸枣仁汤合用，方随证立，疗效自见。

第五讲　心脑血管系病证经验方

双 降 汤

（治高血压）

【组成】　水蛭0.5～5克（粉碎，装胶囊吞），生黄芪、丹参、生山楂、豨莶草各30克，广地龙、当归、赤芍、川芎各10克，泽泻18克，甘草6克。

【用法】　水煎服，每日1剂。

【功用】　益气化瘀，清化痰浊，降脂降压。

【主治】　高血压气虚、血瘀、痰浊兼夹之症，用于气虚痰瘀型高血压患者伴高血黏、高脂血症。

【方义】　方中用水蛭、地龙破血逐瘀为主药，合丹参、当归、赤芍、川芎活血通脉，生山楂、泽泻、豨莶草降脂泄浊之外还有去瘀降压之效，重用黄芪补气降压，取其双相调节之妙，补气则血行畅达，可免除破瘀伤正之弊。更要提及的是黄芪降压和升陷之理，此乃"双相作用"，如何掌握升降之机？邓铁涛老师曾介绍经验说："黄芪轻用则升压，重用则降压。为什么药理研究只得一个降压的结果？因为动物实验都是大剂量用药进行研究的。"邓老治低血压，在补中益气汤中仅用生黄芪15克，治气虚夹痰瘀型高血压黄芪用30克以上。临床研究证明本方具有改善微循环，增加血流量，改变血

按：朱师指出："高血压病因病机虽有多种，但总以肝肾阴阳平衡失调，阴虚阳亢为主要关键，临床证实气虚夹痰瘀亦是高血压之主要病机之一"。故朱师自拟"双降汤"治疗气虚、血瘀、痰浊兼夹之症，此型高血压患者往往伴高血黏、高血脂。盖气虚则血运无力，血流不畅久而成瘀；气虚则运化无能，膏粱厚味变生痰浊，乃致气虚痰瘀互为因果。如脂浊黏附脉络血管，络道狭窄，遂成高血压，脂浊溶于营血遂成高血黏，故变生诸症。

089

液黏稠度，改善脂质代谢等作用，服后既可降压降黏，降脂通脉，防止心脑血管梗阻，又能减肥轻身。历年来用于治疗高血压合并高血黏、高血脂病例甚众，均收满意疗效。

【病案】 施某，男，58岁。形体肥胖多年，8年高血压病史，因头昏而重，全身乏力、口干，血压波动在（170～210）/（110～130）mmHg（毫米汞柱），四肢常有麻木，视物模糊，近旬日前加重而住某医院，入院检查，血压200～130mmHg，血黏度高黏（++++），总胆固醇9.5mmol/L（毫摩/升）；微循环重度障碍，舌红苔薄白，根微腻，脉细涩。诊为气虚夹痰瘀，投"双降汤"原方10剂，配合"降压洗脚汤①"5剂（每剂用2天，每日1次）服完10剂后，复诊诉头昏重，全身乏力等诸证消失，自觉腹肌肥大较前减小，去"降压洗脚汤"守内服方30剂停药观察10天，一切正常，血压稳定在（130～160）/（100～110）mmHg。复查血黏度正常，总胆固醇3.5mmol/L，微循环基本正常，腹围减少6厘米。原方稍于增减嘱隔日1剂以巩固疗效，再嘱注意饮食宜忌，守服一段时间。追访3年血压稳定在正常范围。（此方水蛭用量因人而异，少则0.5克，多则3～5克，故不标出）。（《朱良春杂病廉验特色发挥》）

---

①降压洗脚汤：方由桑叶30克，桑枝30克，茺蔚子30克，明矾60克，米泔水1000～1500毫升煎汤泡脚，配合内服方药，颇能提高疗效。

第五讲　心脑血管系病证经验方

益母降压汤

（治高血压）

【组成】益母草60克，杜仲12克，桑寄生20克，甘草5克。

【用法】水煎服，每日1剂。头痛甚者加夏枯草、生白芍各12克，钩藤20克，生牡蛎30克；阴伤较著者加女贞子12克，川石斛、大生地各15克。

【功用】清肝降逆，补肝肾，降血压。

【主治】高血压。肝阳肆虐、化风上翔，出现血压增高、头晕肢麻时，或久病挟有痰湿、瘀血，伴见面浮肢肿、身痛拘急者，均可适用。

【方义】方中益母草性味辛、苦，微寒，具有活血祛瘀，利水降压的功效。研究表明，益母草能改善冠状动脉循环，降低血液黏度，大剂量益母草碱有明显降压作用（而小剂量则呈血管收缩现象）。杜仲味甘，性温。能补肝肾，强筋骨。现代研究，杜仲含杜仲胶、杜仲苷、黄酮类、鞣质等。有镇静、镇痛和利尿作用；有一定强心作用；有较好的降压作用，能减少胆固醇的吸收，以炒杜仲的煎剂最好。桑寄生味苦、甘，性平。能补肝肾，强筋骨。研究证实，桑寄生的水浸出液、乙醇-

按：朱老指出，益母草之降压作用，已为现代药理实验所证实，但绝非泛泛使用，它主要适用于肝阳偏亢之高血压症。《杂病证治新义》之"天麻钩藤饮"（天麻、钩藤、生石决明、栀子、黄芩、川牛膝、杜仲、益母草、桑寄生、夜交藤、朱茯神）有平肝阳、降血压之作用。分析此方，除用潜阳、泻火、平肝诸品外，尤妙用牛膝、益

091

母草之活血和血、降逆下行，使肝木柔顺，妄动之风阳得以戢敛，其"新义"殆在于斯。朱老指出："益母草有显著的清肝降逆作用，对产后高血压症尤验，但用量必须增至60克，药效始宏。"当肝阳肆虐、化风上翔，出现血压增高、头晕肢麻时，或久病挟有痰湿、瘀血，伴见面浮肢肿、身痛拘急者，均可适用。

水浸出液、30%乙醇浸出液，均有降低麻醉动物血压的作用，且维持时间亦较长。全方以益母草清肝、化瘀、降逆；杜仲、桑寄生补肝肾以滋水涵木，平抑肝阳；甘草和中。共奏清肝降逆，补肝肾，降血压之功。

【病案】周某，女，93岁。宿患高血压，长期服用降压片。令测血压为178/106毫米汞柱。经常头晕脑涨，肢麻身痛。近15天来，又增腹中隐痛，腹泻、日三四行，更觉疲乏难支，脉弦劲，苔薄。缘风阳偏亢，脾土受戕。治予潜阳息风，抑木安中。药用：

益母草、生牡蛎（先煎）各30克，桑寄生、钩藤各（后下）20克，白芍12克，乌梅肉6克，木瓜10克。甘草5克。

连进8剂。血压下降至150/88毫米汞柱，腹泻已止。仍从原方出入，调理而安。

方药传真 治中风及中风后遗症经验方

■ 加减镇肝熄风汤治中风急证

药用怀牛膝、生赭石各30克，生龙骨、生牡蛎、乌梅、生龟甲、玄参、天冬、黄芩、茵陈各15克，天麻10克，治疗中风急证，突然昏、仆，口眼㖞斜，神志模糊，头转向一侧，舌体与头向同侧歪斜，舌质较红，舌苔黄燥，脉象弦大等症状者屡收著效。

按：朱师治学兼收并蓄，博及各家，在深究

第五讲 心脑血管系病证经验方

体会：本方中用乌梅易白芍，颇能提高疗效，乃是朱师善用酸敛的特色，有画龙点睛之妙，朱师指出："镇肝熄风汤"旨在镇、降、肃、敛，以镇、降、肃折其病势，以酸敛真阴而防其虚脱，益阴潜阳，敛正祛邪，用之对证，屡见效验。

明·缪希雍《神农本草经疏》云："乌梅味酸能敛浮热，能吸气归元"，清·黄宫绣《本草求真》云："乌梅酸涩而温，似有类木瓜，但此药入肺则收，入肠则涩，入筋与骨则软，入虫则伏，入于死肌，恶肉，恶痣则除，刺入肉中则拔，故于久泻，久痢，气逆烦满，反胃骨蒸，无不因其收敛之性，而使下脱上逆皆治。"肝病宜敛不宜散，宜补不宜伐，正合《内经》治肝之旨，乌梅敛肝的奇特效果，不仅只用于中风急症，通过敛肝，同样可以达到疏肝理气、滋阴养血、补虚祛实的目的。

张锡纯用药特色中，尤在仿张氏敛肝救脱用山茱萸、生白芍的临床实践中，发现乌梅敛肝远胜于生白芍，且涩精气功同山茱萸，故以乌梅易白芍，乃因白芍敛肝力微不易见功，拟乌梅、龙牡同用，疗效更胜一筹，颇能提高"镇肝熄风汤"治疗中风急症或治疗高血压等证的疗效。

■ 振颓丸治偏枯症

振颓丸药用红参、炒白术、当归、杜仲、淫羊藿、巴戟肉、淡苁蓉、制乳香各100克，制马钱子、制附子、炮穿山甲各50克，上等鹿茸、蜈蚣、乌梅肉各25克，共粉碎蜜丸10克重，日服3丸，一味黄芪煎汤或黄酒送服。治疗肢体痿废，痰浊壅塞经络，血脉闭阻的偏枯症。

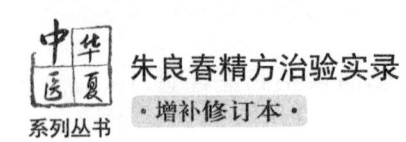

朱批点睛

明代张景岳对本病病因指出："凡病此者，多以素不能慎，或七情内伤，或酒色过度，先伤五脏之真阴，此致病之本也。"阴不敛阳，肝风内动，是主要病机，所以在治疗上，镇、潜、摄、纳是四大主要法则，而"化瘀通脉"更为重要。

——朱良春

■ 治中风经验方

常用生大黄10～20克，芒硝（分冲）6克，陈胆星10克，全瓜蒌30克，竹沥（分冲）30毫升，石菖蒲10克，黛蛤散（包）15克。水煎服。功能：通腑泄热，化痰通络。用于中风急性发作。症见突然昏仆不省人事，或㖞僻不遂，肢体瘫痪，面赤目红，口干烦躁，喉间痰鸣，口有秽味，大便秘结，舌红苔黄腻，脉弦滑。一般药后腑气通畅，痰热泄化，神昏烦躁即可趋解。

抽搐甚者，加羚羊角粉（分吞）0.6克。言语謇塞，肢体偏瘫不遂者，宜重用黄芪，配合地龙、丹参、赤芍、豨莶草、威灵仙、炙远志、石菖蒲等品，可收佳效。或用炙全蝎、广地龙、红花、炮穿山甲各等份，研极细末，胶囊装，每服4～6粒，每日3次，也有较好效果。

朱老在本病的防治方面谆谆告诫人们：戒除烟酒，节制肥腻饮食，制怒怡情，劳逸结合，适量运动，是防治的根本措施。若能人人遵循，则发病率可以大大下降，是符合"预防为主"方针的。

第五讲 心脑血管系病证经验方

半夏枯草煎

（治顽固性失眠）

【组成】 姜旱半夏 12 克，夏枯草 12 克，薏苡仁（代秫米）60 克，珍珠母 30 克。

【用法】 水煎服，每日 1 剂。加减法：肝血不足者，加当归、白芍、丹参；心阴不足者，加柏子仁、麦冬、琥珀末（分吞）；心气虚者，加大剂量党参；有痰热者，加黄连。脾肾阳虚，健忘头晕，肢倦纳差，或兼夹阳痿者，加大蜈蚣 2 条、鸡血藤 45 克，颇能提高疗效。手足多汗或彻夜不寐者，可配合脚踏豆按摩法①。

【功用】 交通阴阳，清郁安眠。

【主治】 治慢性肝炎不寐。治疗顽固性失眠，尤其是慢性肝炎不愈，或误治或久服西药致长期失眠者疗效颇著。

【方义】 朱老运用半夏治不寐，是受到《灵枢·邪客篇》用半夏汤治"目不瞑"的启示。凡胃中有邪，阳跷脉盛，卫气行于阳而不交于阴者，此汤诚有佳效，是其有交通阴阳之功的明验。后世医家演绎经旨，治不寐用半夏汤化裁，因而奏效者不知凡几，如《医学秘旨》载一不寐患者，心肾兼补

①脚踏豆按摩法：赤小豆 1.5 千克，淮小麦 1 千克，每晚睡前共放铁锅中文火炒热，倒入面盆中，嘱患者赤脚坐着，左右轮番踩踏豆麦，每次 30 分钟。此豆麦可反复使用多日，不必易换。踏踩炒热豆麦乃取热灸按摩刺激足底部腧穴之理，有疏通全身气血，温肾悦脾，暖肝温胃，调整气机，调理脏腑阴阳之殊功。踩后精神舒畅，多能入寐，法简效宏。

095

之药遍尝无效，后诊其为"阴阳违和，二气不交"，以半夏、夏枯草各10克浓煎服之，即得安睡。"盖半夏得阴而生，夏枯草得阳而长，是阴阳配合之妙也"。夏枯草既能补养厥阴血脉，又能清泄郁火，则《秘旨》此方之适应证，当是郁火内扰、阳不交阴之候也。朱老盛赞此方配伍之佳，并谓："若加珍珠母30克入肝安魂，则立意更为周匝，并可引用之治疗多种肝病所致之顽固失眠。"

按：《本草经读》谓："半夏味辛，辛能泄散，而多涎甚滑，则又速降。"半夏之长，全在"开、宣、降、滑"四字，故凡杂病中因胃失和降，气机逆乱，阴阳失调导致失眠者，用半夏枯草汤化裁均能取效。夏枯草质轻性浮，清轻走气之品，有养阴疏肝，散结解郁之功。半夏枯草为对，既取"降其气即所以敛其阳"之理，又取二药和阳养阴，均奏治不寐之功。加薏苡仁助半夏和胃除痰，胃和则心神

【病案】 潘姓，男，42岁，工人。慢性肝炎已延三载，肝功能不正常，经常通宵难以交睫，眠亦多梦纷纭，周身乏力，焦躁不安，右胁隐痛，口苦而干，小溲色黄，舌尖红、苔薄黄，脉弦微数，迭进养血安神之品乏效。此厥阴郁热深藏，肝阴受戕，魂不守舍使然也。亟宜清肝宁神，交通阴阳。

遂予：法半夏、夏枯草、柏子仁、丹参各12克，珍珠母（先煎）30克，琥珀末（吞）2.5克，川百合20克。

连进5剂，夜能入寐，口苦、胁痛诸恙均减。仍予原方出入，共服20余剂，夜能酣寐，诸恙均释，复查肝功能已正常。

🔑 方药传真

■ 甘麦芪仙磁石汤治神经衰弱之失眠

朱师遵师法而有创新，制订"甘麦芪仙磁石

汤",药用:甘草6克,淮小麦30克,炙黄芪20克,淫羊藿12克,五味子6克,灵磁石15克,枸杞子、丹参各12克,远志6克,茯苓15克,蝉蜕5克。朱师临床以此方治疗顽固失眠虚多实少,脾肾两虚或心脾两虚之失眠,似现代医学所谓之神经衰弱,夜难入寐,或多梦易惊,或彻夜不眠之症,疗效颇为满意。

按:失眠必须辨证论治。如失眠因湿热内蕴,或郁怒后不寐,证见郁郁不舒,虚烦惊悸,口苦呕涎,或触事易惊,梦寐不详,或短气悸乏,自汗肢肿,饮食无味,心虚烦闷,坐卧不安等。朱老认为,此乃湿热内蕴或胆虚痰热不寐为其一;胆寒虚烦,心胆虚怯不寐为其二;气郁生痰,痰气相搏发为不寐为其三。朱师均以温胆汤加味治之,前者温胆汤加龙胆草,每收佳效,邱志济主任医师临床仿朱师法再加玄明粉(冲服)6克,更能提高疗效。次者用温胆汤加钩藤、葛根、苏叶、龙骨、牡蛎,散敛升降,临床疗效满意。后者施治,朱师均拟温胆汤加龙骨、生牡蛎。疗效颇为满意。

安。珍珠母平肝潜阳,定惊,且有滋肝阴、清肝火之功。本案中加丹参清心除烦,养血安神;柏子仁、百合育阴安神,又取琥珀末镇静安神之功,诸药合参,故收效甚捷。

健脑开智汤

（治老年性痴呆）

按：朱老认为，老年性痴呆发生的主要原因是年老肾气渐衰。肾虚则髓海不足，脏腑功能失调，气滞血瘀于脑，或痰瘀交阻于脑窍，脑失所养，导致智能活动障碍，脑力心思为之扰乱，而成痴呆。故治疗大法当是益肾慧脑，涤痰化瘀。

【组成】 生地黄、熟地黄各15克，枸杞子12克，何首乌12克，益智仁12克，天麻10克，淫羊藿15克，地龙15克，水蛭6克，僵蚕10克，胆南星6克，桃仁10克，红花8克，远志8克，石菖蒲8克，酸枣仁20克，甘草4克。

【用法】 水煎服，每日1剂。加减法：对表情呆板，胸闷纳呆，呕恶痰涎，舌苔白腻者，去滋腻的熟地黄、枸杞子，加炒白术、炒苍术、茯苓，健脾渗湿，杜绝生痰之源；情躁心烦，失眠多梦，舌苔黄腻者，加川黄连、天竺黄、陈胆南星泄化痰热；对神疲乏力，记忆减退明显，重用黄芪、人参，以补气升清，推动血循。若肾阳虚者加鹿茸、紫河车；肾阴虚者加女贞子、知母。

【功用】 益肾慧脑，涤痰化瘀。

【主治】 老年性痴呆。坚持服用，对脑晕、健忘、失眠、痴呆、昏沉、行走欠利等可获逐渐改善。

【方义】 方中熟地黄、枸杞子、淫羊藿、首乌、益智仁补肾益智，实验证明补肾药是通过调节"垂体轴"而发挥作用的，能使脑功能改善和恢复。

第五讲　心脑血管系病证经验方

方中水蛭、地龙、僵蚕、桃仁、红花是很好的活血化瘀泄浊药，前3味药均为虫类药，尤其是水蛭，水蛭新鲜唾液中含水蛭素，能阻止凝血酶作用于纤维蛋白原，阻止血液凝固；水蛭分泌的一种组胺样物质，能扩张毛细血管，缓解小动脉痉挛，减少血液黏着力。僵蚕、胆南星、石菖蒲息风化痰开窍；远志、酸枣仁补心肾、宁神志、化痰滞；天麻长于息风镇痉，善治头痛脑晕，对老年痴呆是既治标又治本的一味佳药。因此，此方治多例患者，均能改善症状，坚持服用，恒获佳效。

【病案】　张某，男，66岁，离休干部。

初诊（1993年5月4日）：原有高血压史，经常头眩、肢麻，近年来记忆力显著减退，头目昏眩，情绪不稳，易于急躁冲动，有时又疑虑、消沉、言语欠利，四肢困乏，腰酸，行走不爽，经常失眠。血糖、血压偏高。CT检查示：脑萎缩、灶性梗死。诊为"脑血管性痴呆"。苔薄腻，舌衬紫，舌尖红，脉细弦尺弱。此肾虚肝旺，痰瘀阻窍之"呆病"也。治宜益肝肾、化痰瘀、慧脑窍。

处方：枸杞子10克，菊花10克，地龙15克，生地黄、熟地黄各15克，丹参15克，赤芍、白芍各10克，桃仁10克，红花10克，酸枣仁20克，柏子仁20克，制胆南星8克，淫羊藿15克，炙远志8克，桑寄生20克，生牡蛎20克，甘草4克。10剂，每日1剂煎服。

按：根据朱老多年使用虫类药的经验，水蛭须生用研末吞服（或装胶囊，煎煮法较差）。试验证明活血化瘀药能改善血液循环，防止血栓形成，调节细胞代谢和免疫功能，促进组织修复和抗炎。具体地说，它能降低血液黏稠度，改善血液成分和微循环，增加全身组织、器官血流量，特别是增加脑组织血流和营养，从而改善和延缓脑的衰老，提高其功能。

朱批点睛

肾虚血瘀是老年病的病理基础,所以益肾化瘀法是本病的主要治疗法则。因为补肾药是通过调节"脑-垂体轴"而发挥作用的,能使脑功能改善和恢复。据宫斌的实验,补肾中药通过调整神经递质含量、神经递质受体数量、促性腺及性激素含量、单胺氧化酶(MAO)、超氧化物歧化酶(SOD)等含量而产生明显的延缓脑组织衰老的作用。梁晓春等实验证明,补肾方既能增强自由基清除剂如SOD活性,也能降低过氧化脂质代谢水平,以减少自由基堆积对细胞、组织的损害。所以,补肾是老年痴呆症的法则之一。

——朱良春

二诊(5月15日):药后头眩、肢麻、失眠均已减轻,自觉言语、行走较前爽利,情绪有所稳定,记忆力略有增强,甚感愉快,并能积极配合体育锻炼。苔薄,脉细弦。前法继进之。上方加益智仁10克,继进10剂。

三诊(5月24日):诸象均趋好转,遂以上方10倍量制为丸剂,每服6克,每日3次,持续服用以巩固之。

6个月后随访,一切正常。

体会:本例处方中枸杞子、地黄、白芍、桑寄生、淫羊藿、益智仁均有补肾作用;方中地龙、丹参、赤芍、桃仁、红花都有很好的活血化瘀作用。其他如胆南星息风化痰;远志补心肾、宁神志、化痰滞;菊花清肝明目,止头痛眩晕;牡蛎镇摄肝阳,宁心安神;酸枣仁、柏子仁宁心安眠,这些药物均有助于症状之改善,利于痴呆之恢复。天麻长于息风镇痉,善治头痛眩晕;《本经》谓其"久服益气力,长阴肥健";甄权称其能治"瘫痪不遂,语多恍惚,善惊失志";《开宝》更指出它"利腰膝,强筋力,久服益神",对老年性痴呆症既是治标,又是治本的一味良药。据日本丰桥市野依福祉村医院院长山本孝之等临床证实,天麻治本病有显效,可以改善脑部血液流通,有恢复"缄默症"的说话和"假面具症"的展露笑颜的功能,连服3个月获得殊效,可以相互印证。

本例系"脑血管性痴呆"之轻者,故收效迅速。

第五讲　心脑血管系病证经验方

如重症需耐心坚持服药，并适量运动，如太极拳、散步等，言语疏导，改善生活环境，消除孤独和疑虑，适当增加蛋白质、低脂肪之饮食，并多吃蔬菜、水果，是有利于康复的。

方药传真

■ 健脑散治疗脑震荡后遗症及老年痴呆症

朱老在20世纪70年代初曾制订"健脑散"，原为治脑震荡后遗症而设，因其有健脑补肾、益气化瘀之功，后来移至治老年性痴呆症，亦奏佳效。处方：红参15克，土鳖虫、当归、枸杞子各20克，制马钱子、川芎各15克，地龙、制乳香、制没药、炙全蝎各12克，紫河车、鸡内金各24克，血竭、甘草各9克。上药研极细末，每早晚各服4.5克，开水送服，可连续服2～3个月。

朱老经验：其中马钱子，又名番木鳖，有剧毒，其炮制恰当与否，对疗效很有影响。一般以水浸去毛，晒干，放在麻油中炸，但是油炸时间太短，则呈白色，服后易引起呕吐等中毒反应；油炸时间过长，又发黑炭化，以致失效。因此，在该药的炮制中，可取一枚切开，以里面呈紫红色，最为合度。

按：朱师之"健脑散"有重药轻投，缓缓斡旋，缓中补虚，虚实同治，缓中取效之妙。尤对老年性痴呆和脑血管性痴呆之久病虚极者，或寒热虚实错杂者，或化源将绝，饮食减少，补不受补，清不能清，且攻不胜攻者尤为合拍。

■ 涤痰定痫丸治癫痫[①]

处方：炙全蝎、炙蜈蚣、炙僵蚕、广地龙各

[①]癫痫：是一种发作性神志异常的疾病，其特

101

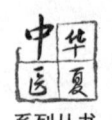

征为发作性精神恍惚，甚则突然仆倒，昏不知人，口吐涎沫，两目上视，肢体抽搐，或口中发出类似猪羊的叫声，少刻即苏醒。故俗称"羊痫风"。《备急千金要方》首提癫痫之名。

60克，陈胆星、川石斛、天麻、青礞石、天竺黄各45克，炒白芥子、化橘红、石菖蒲各30克，共粉碎，水泛为丸如绿豆大，每服3～5克，每日2次。

朱老认为，痫证多与精神、饮食及先天等因素有关，亦可续发于热病、外伤之后，常由气郁生痰，或是脏气失调，痰浊内生，因痰聚而气逆不顺，从而导致气郁化火，火升风动，夹痰上蒙清窍，横窜经络，内扰神明，以致痫证发作。所以在治疗上应豁痰开窍，息风定痫。临床验证，此丸长期服用，有控制发作、稳定病情之功。

第五讲 心脑血管系病证经验方

夺痰定惊散
（治乙脑极期）

【组成】 炙全蝎 30 只，巴豆霜 0.5 克，犀黄 1 克（人工牛黄 2 克可代），飞朱砂 1.5 克，雄精 2 克，陈胆星 6 克，川贝母、天竺黄各 3 克，麝香 0.3 克（后入，可用人造麝香 0.6 克代）。

【用法】 共研极细末，密封贮存。口服或鼻饲给药。每服 0.6 克，幼儿 0.3 克，每日 1～2 次。鼻饲后 3～4 小时，可排出黑色而杂有黄白色黏液的大便，即痰消神苏（未排便者，可续服 1 次）。

【功用】 涤痰泄热，清心开闭。

【主治】 乙脑极期。症见高热神昏，喉间痰如拽锯，惊厥频作，苔厚腻。因此又能起息风化痰、通腑泄浊之作用，故又可用于肺炎、中毒性菌痢、百日咳脑病、脊髓灰质炎等痰浊交阻、痰鸣如嘶之症，既可免除吸痰之烦，又可防止窒息。

【方义】 方中之全蝎，不仅有祛风定惊的作用，并可涤痰、开瘀、解毒，张山雷即认为蝎尾有"开痰降逆"之功，由于此物开痰解毒、息风定惊功著，故用为主药；巴豆霜之应用，受《外台秘要》桔梗白散（桔梗、川贝、巴豆）的启示，

朱批点睛

乙型脑炎（乙脑）属中医"暑温""暑痉"的范畴，其为病来势凶险，传变迅速，若治不及时或治不如法，常易昏痉致变。临床所见，乙脑极期由于邪热炽盛，痰浊阻滞，于是清窍被蒙，高热神昏，喉间痰如拽锯，惊厥频作，往往出现心力衰竭和呼吸道的窒息，内闭外脱而突变。在乙脑极期，从"热、痰、风"的临床表现看，三者互相影响。盖热踞痰为凶

险，痰热交蒸，则风动惊厥矣。是以"风"则多变，"痰"则最险，痰阻则窍闭，闭不开则脱变。个人治此证，以涤痰泄热为主要手段，以清心开闭为目标，采用"夺痰定惊散"收效较为满意。

取其迅扫膈上之痰涎，下胃肠之壅滞，开气道之闭塞；犀黄镇惊、解毒、化痰；麝香开窍慧神。合方共奏化痰开闭、通腑泄浊、息风定惊之功。

【病案】 黎某，男，7岁。乙脑1周，高热昏迷，惊厥频作，痰鸣如嘶，时有窒息之虞。吸痰时导管插入气道，即气管痉挛，出现发绀、气室而中止吸痰，呈现危象。苔黄焦而垢腻，脉滑数。此乃痰热陷于心包，蒙蔽神明，肝风内动，肺闭痰壅之危候；除常规治疗外，另予夺痰定惊散0.6克鼻饲之。4小时后排出黏便甚多，痰壅顿释，昏厥渐苏，后调理而安。

方药传真

■ 定惊散治小儿惊搐

胆星、胡黄连、全蝎、羌活、天竺黄、琥珀、防风、黄芩、天麻各4.5克，焦栀子、煅龙齿、连翘各6克，川贝母、大黄、煅磁石、僵蚕、代赭石、煅青礞石、煅石决明各9克，飞朱砂15克。共研极细末，分装于30只活蝉腹内（不去翅足），线扎紧，挂廊檐透风处阴干；焙研为极细末，然后加入麝香1.5克和匀，以瓷瓶密封。2岁婴儿每服0.7克，每日3次；3岁以上小儿按年龄递加，每岁加0.15克。此方功能祛风化痰，泄热定惊，可治小儿食滞不化，感受风邪，以致发热有汗不退，

按：此二方皆重用蝉治惊风。"定惊散"取活蝉全体，药名实为蚱蝉。蚱蝉味咸而甘，性微寒。早在《本经》即有记载，说它能治"小儿惊痫夜啼，癫病寒热"，而入药实则先于蝉衣，但后世多习用蝉衣，而不用蚱蝉，淹没其功，殊为可惜。一

第五讲 心脑血管系病证经验方

频发惊搐,角弓反张,歧视或上视,咂唇、弄舌、撮口等症。

【病案】黄某,女,4岁。风寒外袭,食滞内阻,壮热3日,有汗不解,面赤气粗,呕吐,烦啼不安,入暮惊搐频作,咂唇弄舌,2日未更衣。苔白腻中后微黄,脉滑数,指纹青紫,已透气关。此邪滞互结,蕴蒸主热,热盛生风,而致惊搐。于定惊散3包,每服一包(1克),一日3次。服第一包后,神烦即较安,呕吐亦缓;嗣服第二包,得畅便一行(量甚多),面赤退,气粗平,神疲欲睡;晚服第三包,酣然入睡,热势渐平,不再惊搐。后调理而愈。

■ 小儿惊风退热散治小儿惊风

蝉蜕60克,鸡内金、天竺黄、钩藤各12克,陈皮9克。共研细末,瓶贮备用。一般2岁左右每服1克(或每千克体重0.1克),每日3次。能解热定惊,化痰和中,可治小儿惊风,发热,消化不良。

■ 运用虫类药治乙脑后遗症三方

[方一] 煎剂:乌梢蛇、僵蚕、赤芍、丹参、红花、地龙各6克,生自然铜、豨莶草、鸡血藤、伸筋草各9克,制没药、甘草各3克,水煎服,连服5剂后,接服散剂。

般散风热、透疹痘,固以蝉蜕为胜;但祛风定痉,则以蚱蝉效宏。凡是因风、因痰而生热,因热、因恐而致痉,因惊、因痰而为痫、癫的证候,用之都有疗效。"小儿惊风退热散"则重用蝉蜕。蝉蜕体气轻虚而性微凉,擅解外感风热,并有定惊解痉作用,为温病初起之要药。现代研究,蝉蜕含有大量甲壳质等成分,能降低横纹肌紧张度,使反射迟钝,并对交感神经节的传导有阻断作用,故镇痉定惊之功较为显著,破伤风等症多用之。

按：朱老指出，凡乙脑高热昏迷，惊厥已平，而出现智力丧失、健忘、不语、失眠、手足拘挛、搐搦不能自主、瘫痪、流涎等后遗症者，用健脑开窍、祛风通络、泄化痰瘀之品，内服、吹喉，并配合针灸、推拿，始可奏效。

[方二] 散剂：炙乌梢蛇30克，炙僵蚕24克，炙蜈蚣、当归、化橘红、天竺黄、广地龙、红花各18克，共研极细末，每服2克，1日3次，温开水送服。

[方三] 吹喉散：炙乌梢蛇5克，制白附子、炮附子、陈胆星、白芷各4克，麝香1.2克，先将前5味药研极细末，然后加入麝香再研匀，小瓶分装密储。每取少许，以喷粉器喷布于两侧扁桃体部，1日3～4次。经使用上药治疗，多于4～5日后开始发音，1周后能爽利言语，1个月后可以行走。唯肢体拘挛重者，需继续服用散剂，并活动锻炼，配合针灸、推拿，始可渐复。

【病案】李某，女，5岁。1973年7月中旬，高热惊厥，神志昏迷，经当地医院西医抢救10余天，体温下降，神识渐清，但不能言语，口角流涎，四肢瘫痪，时有抽搐，40余天尚未恢复。8月29日来诊，确属"乙脑后遗症"。苔薄腻，质衬紫，脉细涩。证属痰瘀交阻、筋脉失养、络道痹阻，治宜化痰瘀、通痹闭、畅络脉，徐图效机。

（1）煎剂：蕲蛇、丹参、红花、广地龙、赤芍、僵蚕、川芎各6克，生自然铜、豨莶草、鸡血藤、伸筋草各9克，制乳没、甘草各2克。连服5剂后，接服散剂。

（2）散剂：蕲蛇30克，炙僵蚕24克，炙蜈蚣、炙全蝎、当归、化橘红、天竺黄、广地龙、红花

第五讲 心脑血管系病证经验方

各18克,共研细末,每服2克,1日3次,温开水送服。

(3)吹药:蕲蛇2.5克,制白附子、炮附子、陈胆星、石菖蒲、白芷各2克,麝香0.6克,上药研细末。后加入麝香再研匀,瓶密储。每取少许吹两侧扁桃体部,1日3～4次。经上药治疗4日后,开始发音,1周后能爽利讲话,1个月后能行走,唯左侧手足尚感欠利,嘱继服散剂,并活动锻炼,配合针灸,经随访已完全恢复。

按:朱老强调,虫类药以其含有较多的动物异体蛋白质,少数过敏体质者,有时服后有过敏现象,如皮肤瘙痒、红疹,甚则头痛、呕吐时,应立即停服,并用徐长卿15克,地肤子、白鲜皮各30克,煎汤内服,多数均可缓解,极个别严重者,则需中西药结合以缓解之。

朱良春 精方治验实录

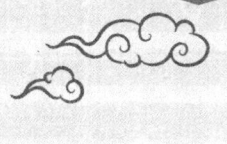

·增补修订本·

第六讲 痹病经验方

第六讲　痹病经验方

益肾蠲痹丸

（治风湿性关节炎）

【组成】　①熟地黄 100 克，当归 90 克，鹿衔草 90 克，炙露蜂房 45 克，炙乌梢蛇 60 克，炙全蝎 25 克，炙蜈蚣 25 克，淫羊藿 80 克，千斤拔 90 克，甘草 40 克，寻骨风 90 克，伸筋草 60 克，炙地龙 50 克；②鸡血藤 100 克，老鹳草 100 克，苍耳子 100 克。

【用法】　先将①组药共研极细末，再将②组药中鸡血藤、老鹳草、苍耳子等煎取浓汁注丸。每服 6 克，1 日 2 次。

【功用】　益肾壮督，蠲痹通络。

【主治】　类风湿关节炎、风湿性关节炎、颈腰椎骨质增生等属肾属顽痹之关节肿胀、变形、僵硬者。症见身体羸瘦，汗出怯冷，腰膝酸软，关节疼痛反复发作，经久不愈，筋挛骨松，关节变形，甚至尻以代踵，脊以代头，苔薄质淡，脉沉细软弱等。

【方义】　类风湿关节炎是一种周期性、终身性、免疫性疾病，易反复发作，缠绵难愈，留下不同程度的骨膜、骨质、骨关节破坏而致终身残

按：朱老20世纪50年代创制益肾蠲痹汤、丸，经临床30余年验证，对慢性风湿性关节炎、类风湿关节炎、增生性脊柱炎之疗效达到97%以上。

朱批点睛

顽痹病变在骨，骨又为肾所主，而督脉能督司一身之脉，故"益肾壮督"是治本之道，可以增强机体免疫功能，调整骨质代谢，对根治本病起着决定性作用。

——朱良春

疾。益肾蠲痹丸除选用补肾培本之熟地黄、淫羊藿、骨碎补、当归等温肾壮督之品外，又取钻透剔邪、散瘀涤痰之功：蜂房、全蝎、僵蚕、乌梢蛇等，共奏益肾壮督、蠲痹通络之效。在立法用药、配伍组方上，标本兼顾，攻补兼施，辨证与辨病相结合，大队虫类药与草木药融为一体，突破了常规用药方法，故临床用于治疗顽痹（类风湿关节炎）可收到良好的效果。

【注意事项】 若风湿热蕴结，阴虚火旺时慎用，风药多燥，以防伤阴；妇女月经量多，经期暂停服。阴虚咽干口燥者，另加生地黄10克，麦冬10克，石斛10克，泡茶饮服。

【病案】 赵某，女，39岁，农民。1982年12月20日初诊：类风湿关节炎3年余，在外院曾经用激素等药物治疗，关节肿痛有所减轻（每次服泼尼松20毫克，每日3次）。但两手腕、指关节肿痛不消，膝、踝、髋关节疼痛，僵硬伴冷感，生活不能自理，由于长期使用激素，出现库欣综合征，遂来我院要求中医治疗。目前，关节症状如上，面部虚浮，困疲乏力；苔薄腻，质淡体胖，脉细弦；X线片：两手指关节间隙较狭窄，指骨稍有变形，两手有骨质疏松现象；血沉：76毫米/小时，类风湿因子阳性，C反应蛋白＞16毫克/升。

病证分析：证属阳气亏虚，寒湿袭踞，痰瘀交阻。顽痹已深，不易速效。治以益肾壮督，蠲

按：痹证的治疗原则，不外寒者温之，热者清之，留者去之，虚者补虚时又要考虑到不致留邪，以免实实之过。如初起或病程不长，全身情况尚好，当用温药以温散宣通之。久病正虚邪恋，其证多错杂。朱老认为："久病多虚，久痛多瘀，久痛入络，久必及肾。"而寒湿、痰瘀、湿热互结，往往邪正混淆，胶着难解，

第六讲 痹病经验方

痹通络,温化痰瘀,冀能应手。

益肾蠲痹丸 250 克,每次 6 克,每日 3 次,餐后服。

二诊(1983 年 1 月 10 日):服上丸 3 周,关节肿痛如前,苔、脉同上,此非矢不中的,乃力不及鹄也,药丸继续服之。

三诊(1983 年 2 月 1 日):药后腕指疼痛减轻,掌背疼痛渐瘥,踝、膝、髋关节疼痛僵直好转,已能扶杖行走,精神较前振作,苔薄白,质淡,脉细。药既获效,毋庸更张,续进之。

四诊(1983 年 2 月 20 日):指、腕、踝、膝、髋关节肿痛渐平,自将泼尼松递减服用。苔薄白,质淡,脉细。嘱其继服丸药,泼尼松逐渐减量。

五诊(1983 年 3 月 20 日):服丸药已 3 个月余,关节肿痛已平,激素也已全部撤除。复查血沉已降至 12 毫米/小时,C 反应蛋白、类风湿因子恢复正常,临床基本治愈。嘱其继服丸剂 6 个月,以巩固。

不易速效。必须通盘考虑,不能头痛医头,脚痛医脚。朱老通过长期实践,明确指出:"对久治不愈者,非一般祛风、燥湿、散寒、通络之品所能奏效,必须扶正培本、益肾壮督治其本,钻透剔邪、蠲痹通络治其标。临床上除选用草木之品养血补肾培本外,又借虫类血肉有情之品,搜风逐邪,散瘀涤痰,标本兼顾,奏效自著。"

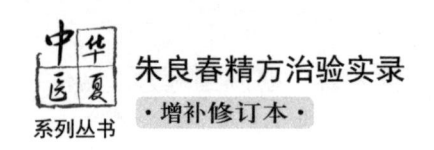

培本治痹汤

（治风湿性关节炎正虚邪实型）

【组成】 生地黄、熟地黄各 15 克，当归 10 克，淫羊藿 15 克，鸡血藤 20 克，鹿衔草 30 克，青风藤 20 克，炙僵蚕 12 克，土鳖虫、乌梢蛇各 10 克，甘草 5 克。

【用法】 水煎服，每日 1 剂。加减法：偏气虚加黄芪 15～30 克，炒白术 15 克；偏阳虚加淡苁蓉、补骨脂各 10 克；偏血虚加当归、潞党参；偏阴虚加石斛、麦冬。

【功用】 补益培本，蠲痹通络。

【主治】 风湿性关节炎正虚邪实型。症见形体消瘦，面色萎黄或晦滞，神疲乏力，腰膝酸软，关节疼痛经久不愈，病势绵绵，甚至彻夜不已，日轻夜重，怯冷，自汗，或五心烦热，口干，苔薄白，脉细小弦。

【病案】 杨某，女，28 岁，纺织工人。初诊（1984 年 10 月 28 日）：4 年前产后，因过早下冷水操持家务，随后两腕、肘、膝关节疼痛增剧，难以忍受，而来院诊治。顷诊，面色少华，神疲

按：痹证日久，气血不足，病邪遂乘虚袭踞经隧，气血为邪所阻，壅滞经脉，留滞于内，

第六讲 痹病经验方

乏力，两腕、肘、膝关节无红肿，遇寒疼痛加剧，得温则舒，气交之变疼痛更甚。血检：血沉14毫米/小时，抗链"O"500单位，黏蛋白4.9毫克％。苔白腻，脉细濡。此乃气血两亏，寒湿入络。治宜益气补血，温经通络。

处方：制川乌10克，川桂枝（后下）8克，生黄芪30克，当归12克，淫羊藿15克，生薏苡仁20克，苍术12克，徐长卿15克，炙蜂房10克，炙全蝎（研，分吞）3克，甘草5克，5剂。

二诊（11月3日）：服上药后疼痛增剧，此非药证不符，乃痹闭欲通之佳象，苔薄白腻，脉细。前法继进之。上方5剂。

三诊（11月22日）：经治关节疼痛渐平，下冷水已不感疼痛。白细胞5.6×10^9/升，中性粒细胞71％，淋巴细胞29％。病人甚为欣喜。予益肾蠲痹丸250克，每服6克，每日2次，食后服，巩固之。

肿痛以作。本案选用黄芪、当归益气补血；淫羊藿、炙蜂房培补肾阳，使阳得以运，血得以行，具扶正祛邪之功；炙全蝎、土鳖虫搜风通络，活血定痛；川乌、桂枝、苍术、薏苡仁、徐长卿温经散寒，除湿通络，而取得较为显著之疗效。

温经蠲痹汤

（治风寒湿痹）

【组成】 当归10克,熟地黄、淫羊藿各15克,川桂枝（后下）、乌梢蛇各10克,鹿衔草30克,制川乌10克,甘草5克。

【用法】 水煎服,每日1剂。加减法：风盛者,加独活、钻地风各20克；湿盛者,加苍白术各10克,生、熟薏苡仁各15克；关节肿胀明显,加白芥子、穿山甲、蜣螂虫各10克；寒盛,制川乌、草乌加重至15～20克,并加熟附片10克；痛剧加炙全蝎（或炙蜈蚣）研粉分吞3克；刺痛者加土鳖虫10克,参三七末（分吞）3克,延胡索20克；体虚者,淫羊藿加至20克,并加炙蜂房10～12克。

【功用】 祛风散寒,除湿通络。

【主治】 风寒湿痹。全身关节或肌肉酸痛,游走不安,以腕、肘、肩、膝、踝关节多见,局部关节疼痛得温则舒,气交之变疼痛增剧；或兼见关节肿胀,但局部不红不热。苔薄白,脉沉细,或细弦,或濡细。

【病案】 程某,女,50岁,教师。初诊：有

按：风寒湿性关节痛,一般此病均无链球菌感染史,而是机体遭受风寒湿邪侵袭所致,故抗链"O"、血沉、黏蛋白等多属正常范围,症状酷似慢性风湿关节炎表现。常法如防风汤、羌活胜湿汤等,对

第六讲 痹病经验方

关节病宿疾，1个月来因丈夫住院，日夜陪伴，睡卧过道，不慎受寒，两腕、肘、膝关节肿胀，疼痛难忍，肤色正常，手腕活动受限，两膝行走困难，怯冷倍于常人。血检：血沉70毫米/小时，类风胶乳（一），黏蛋白3.2毫克%，抗链"O"＜500单位，白细胞4200/立方毫米。两手腕、两膝关节摄片未见异常。舌苔薄白，根腻，脉细濡，此风寒湿痹痛也。既有宿根，更为顽缠。故予温经散寒，逐湿通络。

处方：当归、制川、草乌各10克，闹羊花2克，鹿衔草30克，土鳖虫、炙蜂房、乌梢蛇各10克，炙蜈蚣（研分吞）3克，炙僵蚕10克，甘草6克。5剂。

二诊：关节疼痛减轻，关节肿胀及苔、脉如前。药既合拍，上方加白芥子10克，5剂。

三诊：药后已能行走，关节肿胀渐退，但疼痛尚未悉止，入暮为甚。舌苔薄白，舌淡，脉细。寒湿痹痛之重候，病邪深入，肾阳亏虚，续当补肾助阳，温经散寒，蠲痹通络。

处方：熟地黄15克，淫羊藿20克，鹿衔草30克，乌梢蛇12克，土鳖虫、蟅螂虫、炮穿山甲各10克，炒延胡索20克，甘草5克，5剂。

四诊：腕关节疼痛明显减轻，自觉关节松适，肿胀亦退，唯膝关节肿痛不已，苔薄白，脉细小弦。

益肾蠲痹丸250克，每服8克，每日2次，食后服。

轻症尚有效果，重症疗效并不满意，且风药多燥，易伤阴耗液。朱师对此型关节痛无表证者，均不予选用，从治病求本计，而予温经蠲痹汤，一面扶正，一面蠲痹。在药物选择上做了推敲，如本着"治风先治血，血行风自灭"之古训，又取地黄与之为伍，而达到养血补血之目的。同时又配以温经散寒之川乌、桂枝，益肾壮阳之淫羊藿，祛风除湿之鹿衔草；钻透、搜剔之虫类药如乌梢蛇、土鳖虫、蟅螂虫等，诸药合用，以奏温经散寒、蠲痹通络之功。验之临床，确属如此。

117

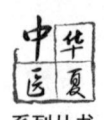

按：类风湿关节炎俗称四大难症之一，其病机复杂，病程缠绵，殊难奏效。朱老通过长期临床实践，以益肾养血，通督壮筋治其本，钻透剔邪，蠲痹通络治其标的原则，治疗类风湿关节炎数千例，获得显效。其经验就在选药上，除选草木之品养血补肾培本外，又藉虫类药搜风逐邪、散瘀涤痰，如土鳖虫、蜂房、僵蚕、乌梢蛇等，全蝎、白花蛇亦为必用之品。朱老采用"蝎蛇散"，专治类风湿关节炎关节变形或骨质破坏而致剧烈疼痛者。

2周后血检：血沉正常，白细胞6300/立方毫米。经用丸药后，膝关节肿痛大减，苔、脉正常。继配益肾蠲痹丸巩固之。

随访：1984年8月恢复工作以来，一直坚持上班，关节肿病未作。

方药传真

蛇蝎散治类风湿关节炎

处方：全蝎15克，金钱白花蛇20克，六轴子（即闹羊花之种子，剧毒）4.5克，炙蜈蚣10条，钩藤30克，共研细末，分作10包。每次1包，第1天服2次，以后每晚服1包，服完10包为1个疗程。专治类风湿关节炎关节变形或骨质破坏而致剧烈疼痛者。此方还对强直性脊柱炎、坐骨神经痛，甚则癌肿因肿块浸润、压迫而致剧烈疼痛者有著效。

仿桂枝芍药知母汤方

（治痹证郁久化热型）

【组成】 桂枝（后下）8 克，制川乌、草乌各 8 克，生地黄 15 克，当归 10 克，生白芍 20 克，知母 10 克，炙僵蚕 12 克，乌梢蛇、广地龙各 10 克，甘草 5 克。

【用法】 水煎服，每日 1 剂。加减法：热盛，加虎杖、寒水石、生石膏各 20 克；湿热重者，加黄柏 10 克，萆薢 10～30 克，晚蚕沙 20 克，土茯苓 30～60 克；苔腻而痰湿重者，加化橘红 8 克，全瓜蒌 20～30 克。

【功用】 化痰行瘀，通络蠲痹。

【主治】 风寒湿痹，痰瘀胶结，经脉痹闭，郁久化热之证。症见手足关节肿胀，局部灼热，初得凉颇舒，稍久则仍以温为适，口干而苦，苔薄黄或黄腻，舌质红，脉细弦。

【病案】 陈某，女，49 岁，农民。初诊（1984 年 1 月 21 日）：1983 年冬令以来，每天均织布至深夜，自觉周身如浸凉水中，始停工而睡，入睡后亦不觉身暖，而天明仍坚持织布，渐至周身关节冷痛，似风扇在衣服内吹，彻夜疼痛不已，用

按：张景岳就痹证论治指出："若欲辨其寒热，则多热者方是阳证，无热者便是阴证。然痹本阴邪，故唯寒多而热少，此则不可不察"。但风寒湿性关节痛迁延不愈，或过用温燥之品，或禀赋阴虚之体，易于久郁化热，而出现一系列寒热错杂证，如单纯投以寒

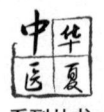

凉清热之品，寒湿之邪凝滞更剧，痛势必增。朱老曰："当寒湿未除，寒郁化热之时，治宜辛通郁闭。若误用一派寒凉，血脉更凝，气血壅遏，反助热化，病必加重。"故治疗时在用温热药的同时，伍以寒凉清热之品，如赤芍、白芍、知母、虎杖、萆草、寒水石之类。如热盛剧者，始可考虑用大寒之品，如羚羊角、大黄、黄柏之类。

热水袋置痛处，亦不减轻。形体消瘦，口干，舌红，苔薄黄腻，脉细弦。此寒湿痰瘀交凝，气血阴阳失调，郁久化热。治宜散寒除湿，化痰散瘀，清泄郁热。

处方：川桂枝（后下）8 克，制川乌、草乌各 8 克，生地黄 15 克，当归 10 克，生白芍 15 克，知母 10 克，虎杖 20 克，生、熟薏苡仁各 15 克，土鳖虫 10 克，甘草 5 克。5 剂。

二诊（1 月 26 日）：药后尚未奏效，苔、脉同前。此非矢不中的，乃力不及鹄也。上方之制川乌、草乌改为各 12 克，加萆薢 30 克，附片 8 克。7 剂。

三诊（2 月 3 日）：服上药后关节冷痛明显减轻，疼痛已能忍受，苔黄腻稍化，脉细小弦。药既获效，率由旧章。上方 7 剂。

四诊（2 月 10 日）：关节疼痛渐平，口干亦释，苔薄白，脉细小弦。予丸剂以巩固之。

益肾蠲痹丸 250 克，每服 6 克，每日 2 次，食后服。

第六讲 痹病经验方

土茯苓煎剂

（治痛风浊瘀痹）

【组成】土茯苓60克。生薏苡仁、威灵仙、萆薢、虎杖各30克，草薢20克，秦艽、泽兰、泽泻、桃仁、地龙、赤芍各15克，土鳖虫12克，三妙丸（包煎）10克。

【用法】水煎服，每日1剂。痛甚者伍以全蝎、蜈蚣、延胡索、五灵脂以开瘀定痛；漫肿较甚者，加僵蚕、白芥子、陈胆星等化痰药，可加速消肿缓痛；如关节僵肿，结节坚硬者，加炮甲、蜣螂、蜂房等可破结开瘀，既可软坚消肿，又利于降低血尿酸指标。如在急性发作期，宜加重土茯苓、草薢之用量，并依据证候之偏热、偏寒之不同而配用生地、寒水石、知母、水牛角等以清热通络；或加制川乌、制草乌、川桂枝、细辛、仙灵脾、鹿角霜等以温经散寒，可收消肿定痛、控制发作之效。体虚者，又应选用熟地黄、补骨脂、骨碎补、生黄芪等以补肾壮骨。至于腰痛血尿时，可加通淋化石之品，如金钱草、海金沙、芒硝、小蓟、茅根等。倘已呈"关格"之危局，则需中西医结合，合力抢救始妥。

朱批点睛

中医之痛风是广义的历节病，而西医学之痛风，则系嘌呤代谢紊乱引起的高尿酸血症的"痛风性关节炎"及其继发症，所以病名虽同，概念则异。从临床观察，有其特征，如多以中老年，形体丰腴，或有饮酒史，喜进膏粱肥甘之人为多；关节疼痛以夜半为甚，且有结节，或溃流脂液。从病因来看，受寒受湿虽是诱因之一，但不是主因。湿浊瘀滞内阻，才是其主要病机，且此湿浊之邪，不受之于外，而生之于内。因为患者多为形体丰腴之痰湿之体，并有嗜酒、

121

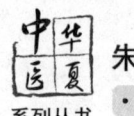

喜啖之好，导致脏腑功能失调，升清降浊无权，因之痰湿滞阻于血脉之中，难以泄化，与血相结而为浊瘀，闭留于经脉，则骨节肿痛，结节畸形，甚则溃破，渗溢脂膏。或郁闭化热，聚而成毒，损及脾肾，初则腰痛、尿血，久则壅塞三焦，而呈"关格"危候，即"痛风性肾炎"而致肾衰竭。凡此悉皆浊瘀内阻使然，实非风邪作祟，故我称之谓"浊瘀痹"，似较契合病机。

——朱良春

【功用】泄浊解毒，化瘀通痹。

【主治】痛风（浊瘀痹）。

【注意】患者宜戒烟酒，不吃高嘌呤食物，如动物内脏、豆制品、菠菜、海鱼等；生活要有规律，适当控制饮食与体重，坚持适量运动，情志愉快，均有助于巩固疗效。

【方义】由于痛风之发生，是浊瘀为患，故应坚守"泄化浊瘀"这一法则，审证加减，浊瘀即可逐渐泄化，而血尿酸也将随之下降，从而使分清泌浊之功能恢复，脏腑得以协调，而趋健复。方中土茯苓、萆薢、薏苡仁、威灵仙、泽兰、泽泻、秦艽是泄浊解毒之良药，伍以赤芍、土鳖虫、桃仁、地龙等活血化瘀之品，则可促进湿浊泄化，溶解瘀结，推陈致新，增强疗效，能明显改善症状，降低血尿酸浓度。葎草、虎杖、三妙丸等，对蕴遏化热者，可起到清泄利络之效。诸药合参，共奏泄浊解毒，化瘀通痹之功。

【病案一】夏某，男，55岁，干部。

初诊（1988年3月14日）：诉手指、足趾小关节经常肿痛，以夜间为剧，已起5年，右手食指中节僵肿破溃，也已2年余。5年前因经常出差，频频饮酒，屡进膏粱厚味，兼之旅途劳顿，饱受风寒，时感手指、足趾肿痛，因工作较忙，未曾介意。以后每于饮酒或劳累、受寒之后，即疼痛增剧，右手食指中节及左足踇趾内侧肿痛尤甚，

第六讲　痹病经验方

以夜间为剧，即去医院就诊。认为系风湿关节炎，做一般对症处理。曾服炎痛喜康、布洛芬等药，疼痛有所缓解，时轻时剧，终未根治。2年前右手食指中节僵肿处破溃，流出白色脂膏，查血尿酸高达918微摩/升，确诊为"痛风"，即服用别嘌醇、丙磺酸等药，症情有所好转。但因胃痛不适而停服，因之肿痛又增剧，乃断续服用，病情缠绵，迄今未愈。检查：形体丰腴，右手食指中节肿痛破溃，左足大趾内侧也肿痛较甚，入暮为剧，血尿酸714微摩/升，口苦，苔黄腻，质衬紫，脉弦数。右耳翼摸到2枚痛风石结节，左侧亦有1枚。诊断为浊瘀痹（痛风）。治以泄化浊瘀，蠲痹通络。予土茯苓煎剂10剂。

二诊（3月25日）：药后浊瘀泄化，疼痛显减，破溃处之分泌物有所减少，足趾之肿痛也缓，苔薄，质衬紫稍化，脉细弦。此佳象也，药既奏效，毋庸更张，继进之。上方去三妙丸，加炙僵蚕12克、炙蜂房10克。15剂。

三诊（4月10日）：破溃处分泌已少，僵肿渐消，有敛愈之征；苔薄，衬紫已化，脉小弦。血尿酸已接近正常，前法续进，并复入补肾之品以善其后。

上方土茯苓减为30克，去赤芍、萆薢，加熟地黄15克，补骨脂、骨碎补各10克。嘱服15剂。

10月5日随访：手足指、趾之肿痛，迄未再作，已获治愈。

按：土茯苓甘淡性平，入肝、胃两经，功可解毒，除湿利关节。古籍谓其擅治梅毒、淋浊、筋骨挛痛、脚气、疔疮、痈肿、瘰疬诸疾。近代又有用于防治钩端螺旋体病的报道。朱老经过实践验证，证明其为治疗湿浊瘀阻所致痛风之要药，或可补前人之未逮也！

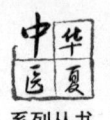

按：土茯苓入肝、肾、脾、胃经，功能解毒，除湿，利关节。《本草纲目》载："土茯苓，有赤白二种，入药用白者良。按《中山经》云，鼓镫之山有草焉，名曰荣草，其叶如柳，其本如鸡卵，食之已风，恐即此也。"又云："土茯苓能健脾胃，去风湿，脾胃健则营卫从，风湿去则筋骨利。"《本草正义》载："土茯苓，利湿去热，能入络，搜剔湿热之蕴毒。"《滇南本草》用其治"大毒疮红肿"；《万氏家抄方》载土茯苓酒，用于"治风气痛"。朱老验之临床，用于痛风的治疗，证实土茯苓有"泄化浊瘀"之功，可谓发皇古义，独具匠心。

【病案二】周某，男，28岁，工人。1979年8月9日就诊诉：10年前右足趾因不慎扭伤之后，两足趾关节呈对称性肿痛；尔后约5年，两手指及膝关节呈对称性游走性肿痛。诊为类风湿关节炎。是年7月下旬发现右手拇指、示指有多个结节，且液化溃出白色凝块及淡黄色液体（后查血尿酸952微摩/升，病理活检确诊为"痛风石"。X线摄片提示双足跖趾关节第5跖骨头外缘有半圆形掌齿状小透亮区。诊断为"痛风"）。嗣后两上肢、指关节、髋、膝、踝及跖趾关节疼痛，每气交之变增剧。平素怯冷，面㿠白无华。形瘦神疲。曾服西药"别嘌醇片"，因胃肠道反应停药。舌淡苔薄，脉细数［T 37.5℃，ESR 32毫米/小时，尿检：蛋白（＋）］。乃湿浊留滞经脉，痹闭不利之咎。治宜化湿浊，通经络，蠲痹着。

处方：土茯苓60克，全当归、萆薢、汉防己、桃仁泥、炙僵蚕各10克，玉米须20克，甘草5克。20剂。

1979年10月25日：60剂后，复查血尿酸714微摩/升，ESR 12毫米/小时，尿检正常。病人手足之结节、肿痛渐趋消退。药既获效，嘱继服。1979年11月25日，又服药30剂，唯感关节微痛，肿胀、结节已除，复查血尿酸357微摩/升，嘱再服10～20剂，以善其后。

朱良春 精方治验实录

·增补修订本·

第七讲 生殖系病证经验方

蜘 蜂 丸

（治阳痿）

【组成】 花蜘蛛（微焙）30只，炙蜂房60克，熟地黄90克，紫河车、淫羊藿、淡苁蓉各60克，黄狗肾2具。目前花蜘蛛难觅，可以蛤蚧1只代之。

【用法】 共研细末，制成蜜丸，每服6～9克，每日2次，早晚饭前温开水送服。

【功用】 温肝、暖脾、补肾壮阳。

【主治】 肝血不足，肾阳虚衰之阳痿。宜于体虚甚者。

【方义】《金匮要略》蜘蛛散治阴狐疝气，实取其破结通利、温肝散寒。蜘蛛性阴而厉，其功在壳，专散沉阴结气，温肝之功颇著，温肾壮阳之力借露蜂房为助相得益彰。且蜂房则不特温肾，对全身功能有强壮调整作用。早在《新修本草》中载露蜂房"主治阴痿"并"遗尿失禁"。《岣嵝神书》中载用蜂房二钱烧研吞服治阳痿不兴，日人矢数道明亦用单味蜂房治阳痿，朱师对蜂房的研究使用更有创新。方中用熟地黄滋阴养血，取义"阴中求阳"；紫河车、淫羊藿、苁蓉意在补养肝肾且大补气血以复虚损。此方配伍之妙在于温

朱批点睛

阳痿导致之原因甚多，扼其要可分之为二：一为劳倦思虑伤神，性欲过度，精血暗耗，下元亏损，而致肾虚阳痿不举，并有阴虚、阳虚之分；二为肝经湿热遏注下泄，致宗筋为之痿而不举，此类患者多为青年体质壮实者，用龙胆泻肝汤清其肝火，泻其湿热，甚易瘥复。肝肾虚而致之阳痿，偏阳虚者当温肾壮阳，以振其痿，偏阴虚者，又宜补养肝肾，以复其损。

——朱良春

肝、暖脾、补肾三法合力，药简效宏，灵活变通寓于其中。

【病案】 岳某，男，34岁，干部。由于工作过度，紧张劳累，体气日见虚弱，近3年来，阳事痿而不举，神疲腰酸。苔薄质淡，脉细尺弱。此肝肾亏损，宗筋失养，故痿而不举，可予蜘蜂丸一料消息之。药服1周即见效机，继服而愈。

按：苔黄舌质红，下焦有湿热或相火盛者，不宜使用本方。

方药传真

■ 温肾起痿汤治肾阳虚型阳痿

药用淫羊藿、熟地黄各15克，炙蟋蟀1对，锁阳、淡苁蓉各10克，紫河车6克，甘草4克。水煎服，每日1剂，连服1～2个月。

■ 阳痿汤温养肝肾，开瘀通络而治阳痿

药用蜈蚣3克，全当归、生白芍各15克，甘草6克，水煎，每日1剂；或作散剂（蜈蚣30克，当归、白芍各60克，甘草40克，共研细末，每服3克，1日2次）亦可，有温养肝肾，开瘀通络而治阳痿之功。

■ 补肾丸治肾阳虚下元不固之阳痿

蛤蚧1对，熟地黄、菟丝子、金樱子、巴戟天、淡苁蓉各45克，紫河车30克，共研极细末，水泛为丸如绿豆大,每服6克,1日2次。对肾阳不振、下元不固之阳痿、早泄有效,因蛤蚧温肾助阳,兴阳起痿,余药固摄下元,温养肝肾,故奏效较好。

■ 蛤茸散治肾阳衰惫之阳痿

对肾阳虚衰较甚者,面色㿠白,形瘦,怯冷倍于常人,舌质淡,脉沉细之阳虚患者,可用蛤茸散(蛤蚧、鹿茸各等份,研极细末,每晚服2克)以温壮肾阳,如有口干、舌红即应停服,勿使过之。

按:蛤蚧擅于温肾助阳,兴阳起痿,固摄下元,故对肾阳虚衰而致之阳痿遗精,均有良效。

■ 培补肾阳汤治阳痿

淫羊藿15克,仙茅10克,淮山药15克,枸杞子10克,紫河车6克,甘草5克。用法:水煎服,每日1剂。阳痿早泄加巴戟天、露蜂房、淡苁蓉各10克;遗精或小便频数者,加山茱萸、菟丝子各10克。功用:温肾助阳。适用于肾阳不振之阳痿早泄,遗精或小便频数者。

按:据朱老验证,本方随证加减还可用于高血压、慢性泄泻、顽固性头痛、劳倦虚损、月经不调、慢性肝炎、顽固性失眠、神经官能症、阳痿、腰痛、浮肿、哮喘、慢性肾炎等疾病。

固冲温补汤

（治崩漏气阳两虚）

【组成】 炙黄芪30～60克，山茱萸24克，炒白术20克，乌梅、海螵蛸、艾叶各15克，阿胶、茜草、炙甘草各10克，血余炭9克（研细用药汁分3次送服）。

【用法】 水煎服，1日1剂。加减法：脾肾阳虚者酌加制附子10克，炮姜炭8克，鹿角霜30克，此方不但对中气虚弱，气不摄血之崩中证多应手取效，而选加后三味药治疗脾肾阳虚之崩漏亦屡获效神速。

【功用】 补肾益气，固摄冲任。

【主治】 崩漏之气阳两虚证。气虚者症见面白微浮，舌质淡，苔薄白腻或舌边有齿痕，脉象多细软无力。且见气短、畏寒、自汗或四肢肿胀，纳减、便溏、月经过多，经血稀薄等。脾肾阳虚则见面浮，舌淡、脉多沉软，右部更甚，且有恶寒肢冷，大便晨泻，腰背酸痛，月经淋漓，量时多时少，血色稀淡等。

【方义】 此方为朱师在张锡纯"固冲汤"的基础上演变而成。朱师宗其法而加减原方，自拟

按：治崩漏首调冲任，而调冲任奇经必须从治脾肾入手，临床中所见崩漏证属脾肾虚者居多，张锡纯谓"肾脏气化不固，而冲任滑脱也"，其"固冲汤"乃补肾益气，固摄冲任，标本兼顾。

第七讲 生殖系病证经验方

"固冲温补汤",用艾叶、阿胶、血余炭以取代煅龙牡、棕榈炭、五倍子,此乃以清代浊,以廉代贵,以简代繁之思,盖煅龙牡、棕榈炭煎后药味浑浊,颇难过口,且棕榈炭常缺货或药店无备,五倍子价昂货缺,乡村药店少备。用阿胶、艾叶乃取《金匮》胶艾汤温经升举、固阴和阳之意,颇合气阳虚而气化不固,冲任滑脱之崩漏证型。血余炭祛瘀止血,乃治崩漏效药,当代临床家邓铁涛教授常以一味血余炭治崩漏,每次服3克,每日3次,每次发病重复使用一味血余炭亦能根治。此乃邓老和朱师博研古方,深悟《千金要方》一味血余炭治崩中漏下,赤白不止之妙。张锡纯认为冲任脉相连,气化相通,又为肾脏之辅弼,故肾虚不藏,冲脉不敛,即致滑脱,可见经血大下,胎元不固。"固冲汤"用黄芪、白术补气升陷,山茱萸、杭白芍益肾敛肝固脱,且能滋阴养血。海螵蛸、茜草、煅龙牡固涩下焦,朱师指出,海螵蛸、茜草相伍,能涩、能行,大有协调之功,海螵蛸咸温下行,主女子赤白漏下,又能涩精秘气;茜草既能止血治崩,又能补益精气,涩中寓通,二药相伍不仅能固涩下焦,而能通利血脉,为何要通?盖非"通"则经气不能行,非通不能入脉,这是调理奇经的一个重大法则,足以启迪后人。张锡纯力主酸敛以救欲脱之候,元气之虚,阴阳失和。朱师在此方演变中用乌梅易白芍,更增酸敛救脱之力以助山茱萸敛肝疏脾,更助固阴和阳、固涩下焦之力。

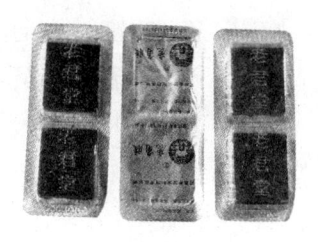

■ 阿 胶

朱批点睛

暴崩乃冲任失守，下焦不固，证情最急，治肝、治脾总有鞭长莫及之弊，莫若固摄冲任为先，待血崩止后，再调肝肾脾以治其本。

——朱良春

【病案】 赵某，46岁。因劳累，月经常时多时少，淋漓不净，中西药治疗2个月未效，近因由漏转崩，急邀笔者诊治，刻诊：血流如注，色淡质清，小腹冷痛，四肢不温，气短心悸，心烦不安，舌淡脉沉软，重按觉芤，证属肾阳欲脱，冲任失固，气不摄血，急拟温肾回阳益气固冲，投朱师之"固冲温补汤"加鹿角霜30克，炮姜炭、制附片各10克，药服1剂，即出血明显减少，四肢转温，3剂血止，去血余炭、炮姜炭，加补骨脂、菟丝子各20克，生白芍、炒枣仁各15克，又5剂后诸证消失，继投四君子汤加当归、白芍、鸡血藤、淫羊藿15剂善后。（《朱良春杂病廉验特色发挥》）

第七讲　生殖系病证经验方

安冲清补汤

（治血热虚火崩漏）

【组成】　生黄芪、炒白术、大生地、川续断、白头翁各18克，茜草、生白芍、海螵蛸各10克，贯众、生地榆各30克。

【用法】　水煎服，每日1剂。

【功用】　益气养阴，凉血止血。

【主治】　阴虚血热之崩漏。症见经血非时而下，量多色赤，心烦潮热，咽干口燥，手心灼热，舌红，苔少，脉细数。

【方义】　生黄芪、炒白术益气摄血；川续断补肝肾，生新血，破瘀血；大生地、生白芍养阴清热，合白头翁、茜草、贯众、生地榆等清热凉血止血；海螵蛸固涩止血。诸药合参，治阴虚血热之崩漏恒有良效。

【病案】　陈某，女，31岁。3年来经行超前，时有一月两行，量多色红，此次经血如注，前医投"胶艾四物汤""十灰丸""丹栀逍遥散""温经汤"等方半个月不已，症见两颧色赤。目眵多，舌红苔黄，脉细数，手心灼热，心烦盗汗，口

按：朱师权衡补清通涩，明辨气血开泄太过与固摄无权，并注重澄源复旧，对血热虚火崩漏，善用张锡纯"安冲汤"加减，拟就"安冲清补汤"，对阴虚阳搏血热或夹瘀者每收速效。

133

渴饮冷,小便短赤,证属阴虚血热,热扰血分,血热妄行致崩。急投朱师之"安冲清补汤",原方剂量如上,2剂后血止,诸证减轻,再投原方5剂,诸证基本消失,继以"六神汤"(四君子汤加怀山药、扁豆)加制何首乌、生地黄、枸杞子、淫羊藿、鸡血藤10剂善后。(《朱良春杂病廉验特色发挥》)

体会:方中用白头翁之意,乃朱师从《伤寒论》治厥阴热痢下重用白头翁汤及《金匮》治妇人产后下痢虚极用白头翁加甘草阿胶汤悟出,白头翁既可治肝热下迫大肠的热痢,故可借治阴虚阳搏,虚火肝热下迫冲任致血热妄行的崩漏。白头翁《本经》谓其苦温,李东垣称其苦寒,《本草正义》则谓其"味微苦而淡,气清质轻,"朱师赞赏何廉臣之说:"其气质轻清,为升散肠胃郁火之良药……味苦又薄,合于经文轻清发散为阳之旨"。朱师以张锡纯"固冲汤①"去煅龙牡,"安冲汤②"方去生龙牡,均考虑崩漏多兼夹血瘀,龙牡毕竟有涩血凝血之嫌,不利于消除瘀滞。生地榆、贯众是常用的止血凉血药,均涩中兼通,均能收缩子宫,现代药理研究证明,二药均有较强的收敛止血作用和广谱抗菌作用。"安冲汤"去龙骨、牡蛎加白头翁、贯众、生地榆,有"火去妄出自息"之意,且寓塞流、澄源、复旧,标本同治之妙。补清同用是治疗阴虚血热和阴虚火旺证候的大法,

---

①固冲汤:白术30克,黄芪24克,白芍12克,煅龙骨24克,煅牡蛎24克,山萸肉24克,海螵蛸12克,茜草9克,棕榈炭6克,五倍子2克(研末)。治妇女血崩。

②安冲汤:白术、生黄芪、生龙骨、生牡蛎、大生地各18克,生杭芍9克,海螵蛸12克,茜草9克,川续断12克。治妇女经水行时多而且久,过期不止或不时漏下。

第七讲 生殖系病证经验方

鉴于阴虚是本，火热为标，故用药当滋阴为主，清热为辅，崩漏所见的热象，多属虚火，与实热截然有别，本方是在调补脾肾、滋补阴血的前提下，酌加清热凉血止血之品，这和本末倒置，专用寒凉和过用寒凉药物损脾伤正，化燥伤阴不可同日而语。

方药传真　治男科、妇科病证经验方选粹

■ 治不射精症验方

不射精症多责之肝郁气滞，疏泄失职，而致精窍不通，故应疏肝解郁，通络排精，药用柴胡、白芍、当归各10克，以疏养肝木，而解郁结；蜈蚣（研分吞）3克，路路通、威灵仙各15克，开启精窍，通络排精，甘草5克以协和诸药。每日1剂，2周为1个疗程，一般多在2～3个疗程治愈。同时辅以心理疏导，收效更好。

按：不射精症多责之肝郁气滞，疏泄失职，而致精窍不通，故应疏肝解郁，通络排精，药用柴胡、白芍、当归以疏养肝木，而解郁结；蜈蚣、路路通、威灵仙开启精窍，通络排精，甘草协和诸药。

■ 蜈蝎白椒散治附睾炎

附睾炎相似于"子痈"之疾，症见附睾硬结，阴囊下坠，胀痛，小腹有拘急感，多由瘀凝寒结所致，治当化瘀理疝，温经散寒。验方"蜈蝎白椒散"（蜈蚣、全蝎各10克，白胡椒2克，共研细末），每服2.4克，黄酒送下，轻者1次见效，重者每隔2日服1次，多在3～5次治愈。

按：凡葡萄胎经过刮宫1~3次后，尿妊娠试验仍为阳性者，需预防子宫绒毛膜上皮癌之萌生，可用复方蜂房汤内服，以防患于未然。

朱批点睛

我曾用蝉金散（蝉蜕、鸡内金、车前子各等份为末）每服6克，1日2次，对风水及其他水肿，均有利水消肿作用。

——朱良春

按：海马为海龙科动物，斑海马、刺海马、克氏海马除去内脏的全体，性温，味甘微咸，

■ 复方蜂房汤预防子宫绒毛膜上皮癌

复方蜂房汤由蜂房、当归、泽兰、炮穿山甲各9克，丹参、生山楂各15克，茯苓12克组成，每日1剂，水煎服，连服5剂为1疗程，并做尿妊娠试验，如已转为阴性，即可停服，倘仍为阳性，可服第2个疗程，并加入半枝莲20克。一般药后会出现不规则阴道出血，若数量不多，无需停药，亦不需止血。如停药期间，阴道又见不规则出血，而尿妊娠试验仍为阴性者，可按月经不调辨治之。

■ "宣癃汤"治产后癃闭（尿潴留）

产后因尿道括约肌痉挛而致潴留者，用验方"宣癃汤"（蝉蜕30克，生黄芪20克，当归、麦冬、王不留行各10克，肉桂3克，另用益母草60克煎汤代水煎药）。一般多在服药4小时后自动排尿。蝉蜕本为散风热、定痉搐之佳品，但重用之则利小便之功甚著，《纲目》有"退阴肿"之记述，张锡纯更明确指出有利小便之功。故认为是"开上泄下""提壶揭盖"的作用，经动物实验证实，蝉蜕能降低横纹肌紧张度，增强肌张力，因而促进排尿。

■ 海马温肾散治女子宫冷不孕

女子宫寒不孕，多为肾阳不振，冲任亏虚，怯冷倍于常人，少腹有冷感，性欲减退，苔薄质淡，脉细软弱，结婚数年而不孕者，用善于温壮肾阳、暖宫调经之"海马温肾散"（海马4对，炙研极

第七讲 生殖系病证经验方

细末，每服 1.5 克，1 日 2 次），连服 1～2 个月，多能收效。

■ 倍矾散治宫颈糜烂

宫颈糜烂多见于慢性宫颈炎患者，宫颈呈糜烂状，可用倍矾散（五倍子、枯矾各等份为末），以纱布蘸药末贴塞于宫颈部，每日换药 1 次，有消炎止带、收敛生肌之功，连用 3 日。带下显见减少，继用 1 周，带即净，糜烂可趋敛愈。

■ 输卵管阻塞

婚后不孕，排除男方不育因素，经碘油造影证实为输卵管不通或不畅病变者，可用活血化瘀、散结通络之品，如乌贼骨、茜草、当归、赤芍、三棱、莪术、穿山甲、路路通、水蛭粉，一般连服 1～2 个月多能奏效。经期暂停服用。

■ 子宫肌瘤

属癥瘕范畴，多由"恶血当泻不泻，衃以留止，日以益大"而致。治当活血化瘀，消癥散结，药用水蛭、鬼箭羽、蒲黄活血散瘀；三棱莪术破瘀结；穿山甲、鳖甲、牡蛎，软坚消癥；参、芪补气，使瘀血去而新血生。一般连服 1～2 个月，多能明显改善患者的临床症状，肌瘤逐步缩小，乃至消失。

入肾经。是一味温肾壮阳、调气和血、祛瘀生新的佳品，所以《本经逢原》认为它"可代蛤蚧"。《本草纲目》对其功效叙述最为全面："暖水藏，壮阳道，消痛块，治疗疮肿毒。"《药材学》指出它能"温通任脉，用于喘息及久喘"。朱老认为这些论述，符合临床实际；因其有温肾助阳、兴奋强壮的作用，不仅能促进性欲，治阳痿不举，女子宫冷不孕，而且对老年人及衰弱者之精神衰惫，服之有转弱为强，振奋精神之功效。

■ 水蛭粉治卵巢囊肿

朱老介绍，治卵巢囊肿可用活血、化瘀、利水之水蛭粉，每服3克，早、晚各1次，经期暂停服用。一般连服2～6个月，包块可缩小或消失。

■ 归桃理冲汤治卵巢囊肿

朱良春先生深究张锡纯之"理冲汤丸①"之意，合二为一，加减创新，自拟"归桃理冲汤"，药用：生黄芪30克，党参、当归各20克，炒白术、鸡内金、怀山药各15克，炒白芥子、三棱、莪术各10克，桃仁（连皮、尖）、刘寄奴各18克，水蛭胶囊1～2克（分3次吞），配合"外治妇瘤散"治疗各种卵巢囊肿，多收满意疗效。

外治妇瘤散：由阿魏、生南星、参三七、海藻、归尾、王不留行、炒小茴组成，共碾粗末，干粗末装入长15厘米、宽10厘米细白布袋内，干敷神阙穴偏小腹，外用绷带固定。

■ 理冲汤加减治疗子宫肌瘤

朱师治疗子宫肌瘤善用张锡纯"理冲汤"加减，[基本方：生黄芪30克，党参、生白术各15克，怀山药、鸡内金各18克，三棱、莪术各6～10克，天花粉30～60克，海藻20克，甘草6克，生贯仲25克，穿山甲粉（套胶囊）4.5克，经行崩冲加花蕊石30克]，且以自拟"外治妇瘤散"配合内服汤药提高疗效，速其消瘤，疗效卓著。

---

①理冲汤：生黄芪9克，党参6克，白术6克，生山药15克，天花粉12克，知母12克，三棱9克，莪术9克，生鸡内金（黄者）9克。用水600ml，煎至将成，加好醋少许，滚数沸服。主治妇女经闭不行，或产后恶露不尽，结为癥瘕，以致阴虚作热，阳虚作冷，食少劳嗽，室女月闭血枯，男子劳瘵，脏腑癥瘕积聚，气郁脾弱，满闷痞胀，不能饮食。

理冲丸：水蛭（不用炙）30克，生黄芪45克，生三棱15克，生莪术15克，当归18克，知母18克，生桃仁（带皮、尖）18克。用法：共为细末，炼蜜为丸，如梧桐子大。开水送服6克，早晚各1次。祛瘀消癥。主治症同上。

朱良春 精方治验实录

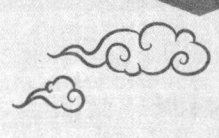

第八讲 抗癌经验方选粹

·增补修订本·

第八讲　抗癌经验方选粹

抗癌单刃剑方

【组成】　仙鹤草 50～90 克，白毛藤 30 克，龙葵 25 克，槟榔片 15 克，制半夏 10 克，甘草 5 克。

【用法】　仙鹤草要单独煎煮，煎取汁备用；其他药物一同煎取汁，和仙鹤草煎汁混合，1 次顿服，每日 1 次即可。若饮药有困难，可分次服，1 日内饮完。

【功用】　解毒抗癌，镇静镇痛。

【主治】　胃癌、食管癌、肺癌、肝癌、乳腺癌等多种癌症。

【抗癌药理】　临床观察表明，本方有明显的镇静、镇痛和抗癌作用。动物实验证明，给药组其癌细胞核分裂象减少，退变坏死严重，无任何不良反应。

另有研究，本方对各种癌性疼痛都有一定效果，其中对骨肿瘤所致的疼痛疗效最好，有效率 88.89%，其次为肝癌（75%），对肺癌、乳腺癌、鼻咽癌、食管癌等的止痛效果也接近 50%。据朱老介绍，服药一定时间，疼痛几乎完全消失。

【临床应用】　加减法：①胃癌加党参 15 克，白术 10 克，茯苓 15 克；②食管癌加急性子 30 克，

按：朱老介绍，这是友人常敏义研究员创订的一则治癌效方，我应用后，证实效果不错，有应用价值。

按：据介绍，一般服本方 15 日后有一定的自我感觉，30～90 日可明显出现疗效，因此，朱老指出：预计存活 1 个月的

141

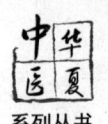

极晚期患者就不必服用本方。对预计可存活6个月的患者，可使病情好转、抑制癌细胞的增殖，延长生命；早期病人常常有灭除肿瘤的效果，使患者完全康复。

六神丸每次10粒含化，1日2～3次；③肺癌加白茅根30克，黄芪25克，瓜蒌20克；④肝癌加莪术、三棱各15克；⑤乳腺癌加蒲公英、紫花地丁各30克；⑥鼻咽癌加金银花30克，细辛3克，大枣5枚；⑦肠癌加皂角刺25克，地榆30克，酒大黄10克；⑧胰腺癌加郁金15克，锁阳10克。

经验证明，不用加味，使用本方也有效果。需连服15剂。若15剂后无任何改善，则药不对证，可改用其他方药。若15剂后自我感觉有效果，可长期服用，不必更方。服至1年后可每2日1剂，2年后可每周1剂。

第八讲　抗癌经验方选粹

治食管癌经验方

■ 藻蛭散

【组成】　海藻 30 克，水蛭 8 克。

【用法】　共研细末。每服 6 克，每日 2 次，黄酒冲服（或温水亦可）。

【功用】　软坚散结，破血消癥。

【主治】　食管癌。用于痰瘀互结而吞咽困难，苔腻，舌质紫，边有瘀斑，脉细涩或细滑者为宜。

【注意事项】　服药 4～5 日后如自觉咽部松适，咽物困难逐渐减轻，可以继续服用。如无效，即改用它法。如合并溃疡，而吐出黏涎中夹有血液者，即需慎用，或加参三七粉为妥。其他为肝郁气滞、热毒伤阴及气阴两虚者，均不宜用。

■ 通膈利咽散

【组成】　水蛭 10 克，炙全蝎、蜈蚣各 20 克，僵蚕、蜂房各 30 克。

【用法】　共研细末。每服 4 克，1 日 3 次。

【功用】　消坚破结，解毒化瘀。

【主治】　治疗中晚期食管癌，部分能控制进展，部分可以临床缓解，延长生存期。

按：水蛭俗称蚂蟥，味苦咸，性平，有小毒，入肝、膀胱二经。早在《本经》即谓其"主逐恶血、瘀血、月闭、破血癥积聚。利水道"。对其功用可谓阐述精辟全面。仲景抵当汤、大黄䗪虫丸等均用之，是一味活血化瘀、消癌破结的佳药。近人张锡纯认为本品能"破瘀血而不伤新血，专入血分而不损气分"，评价甚高。但毕竟是一味化瘀的峻品，应予慎用。朱老在临床中观察到，对有瘀血癌积而体气偏虚者，连服数日，患者即现面色萎黄，神疲乏力，血检可见红细胞、血红蛋白及血小板数均有下降，呈现气血两伤之证。古人以为"有毒"，殆即由此而来。因而明确指出："凡症属体气亏虚，而脉又软弱无力者，虽有瘀滞癥癖，不宜轻率使用，或伍以补益气血之品始妥"。

①守宫：即壁虎。属壁虎科蹼趾壁虎的干燥体，别名蝎虎、天龙；广东地区称其为盐蛇。味咸性寒。入心、肝二经。朱老认为它是一味善于攻散气血之凝结，祛风定惊以镇肝，通络起废蠲痹瘫，解毒消坚医疮瘤之佳品。本品一般入煎剂，但丸散剂用量既小，又可提高疗效，故以作丸散剂为

【病案】 谢某，男，56岁，农民。进食时有梗阻感。已3个月有余；近日噎窒加甚，乃至某医院诊治，经食管钡透：中下段有2厘米×3厘米肿块，食管狭窄，有梗阻之征。嘱其做手术切除，患者胆怯不愿接受，遂来我院求治。根据钡检提示，已至中晚期，当告知其家属，保守治疗，难以有绝对把握，只能尽力而为。苔白腻，边有瘀斑，脉细弦。痰瘀夹癌毒阻于食管，噎膈已成，法当涤痰化瘀，解毒消瘦，予"通膈利噎散"一料。

药服3日，即感梗窒缓解，进食较前爽利。继续服用半个月，症情稳定，乃予汤剂调理巩固之。钡检复查，肿块略有缩小，但并未全部消失。嘱其仍宜间断服用散剂。以防反复。

■ 利膈散

【组成】 守宫①、全蝎、蜂房、僵蚕、煅赭石各30克。

【用法】 共研极细末。每服4克，1日3次。

【功用】 抗癌消瘤、软坚破结、降气利膈。

【主治】 治疗晚期食管癌。有宽膈、消瘤、降逆之功，能缓解梗阻，改善吞咽困难，延长存活期，部分食管狭窄减轻或癌灶消失。

【病案】 张某，男，54岁，农民。进食时食管有梗阻感已3个月余，近日加甚，进食困难，有时泛呕饮食及痰涎；经当地医院钡检：食管中

第八讲 抗癌经验方选粹

下段肿瘤，约1.5厘米×3厘米，食管明显狭窄，诊为食管癌，嘱其手术治疗，患者惧而不愿接受，由其子陪同前来诊治。面色晦滞，形体消瘦，苔白腻，脉细弦。痰瘀交阻，噎膈已深，勉方图之。予利膈散一料，嘱其试服之。药服2日后，即感泛呕痰涎减少，已能进稀粥，自觉较为爽利；继续服1周，续有好转，能进软食，精神较振，其子前来述症索方，嘱其仍将原方配服。患者1个月后，精神渐复，饮食基本正常。钡剂复查癌块缩小，但未完全消失。3年后因肺部感染而死亡。

佳。汤剂每日用6～12克，散剂用1～2克。少数病例服后有咽干、便秘之现象，另用麦冬、决明子各9克泡茶饮，可以改善。

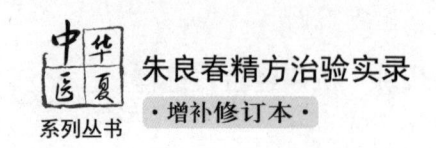

治胃癌经验方

① 蜣螂虫：别名屎壳郎、推粪虫、粪球虫。鞘翅目金龟子科蜣螂虫（原动物为屎壳郎）和独角蜣螂虫（原动物为独角仙）的干燥虫体。味咸、性寒。有毒。功能镇惊，破瘀，攻毒。

■ 胃癌散

【组成】 蜣螂虫①、砀砂、硼砂、火硝、土鳖虫各30克，蜈蚣、守宫各30条，梅花、冰片各15克。

【用法】 共研极细末，每服1.5克，1日3次。

【功用】 理气止痛，攻毒制癌，破血祛瘀。

【主治】 胃癌。

【注意事项】 有出血倾向者慎用；体虚甚者，亦勿用。

■ 消癌丸

【组成】 僵蚕120克，蜈蚣、炮穿山甲各48克，制马钱子24克，硫黄9克。

【用法】 将马钱子浸润去皮，切片，麻油炸黄，沙土炒去油；诸药共研极细末，以炼蜜为丸如桂圆核大，每日服1粒。服用10日后痛减而呕止，连服2～3个月，可控制病情。

【功用】 消瘀止痛，解毒抗癌。

【主治】 胃癌。

【病案】尚某，男，42岁，农民。体质素健，

第八讲 抗癌经验方选粹

近数月来，经常脘痛，呕吐涎沫与食物，（仅能进稀软食物），形体逐渐消瘦；大便秘结，常五六日一行。经某医院检查确诊为"胃癌"，劝其手术切除，患者惧而来我院诊治。苔白腻，脉细弦。膈症已深，预后堪虞。除先予旋覆代赭汤以镇逆和胃，缓其呕吐外，另以下方为丸剂，以化其坚块，徐图后效。处方：炙僵蚕 120 克，炙蜈蚣、炮山甲各 48 克，马钱子 24 克（浸润去皮，切片，麻油炸黄，砂土炒去油），硫黄 9 克，共研极细末，以炼蜜为丸如桂圆核大。每日服 1 粒。服药 10 日后，痛减而呕止，连服至 2 月余，胃纳正常，坚块完全消失。此例 7 年未复发，后以脓毒败血症死亡。

按：李时珍在《本草纲目》中提到它能治"癥块"，说明僵蚕有软坚消癥之功。在《本草纲目》附方"僵蚕、白马溺"治"痞块心痛"的启示下，朱子青医师曾以该方配合逍遥散加减，治愈一例肝癌。朱老及其弟子也曾以僵蚕、蜈蚣等试治胃癌、肝癌及其他腹部癥块，初步观察，有一定作用。

■ 治胃癌汤方

【组成】 九香虫①9 克，藤梨根 90 克（先煎 2 小时），龙葵、铁刺铃各 60 克，石见穿、鸟不宿、鬼箭羽、无花果各 30 克。

【用法】 水煎服，每日 1 剂。加减法：便秘，加全瓜蒌 30 克；呕吐，加姜半夏 15 克；疼痛，加苏啰子 15 克。

【功用与主治】 治胃癌。药后可改善症状，控制病情发展。

注：胃癌幽门梗阻，不能进食者，用蜂房、全蝎、蛴螬虫各 8 克，代赭石 20 克，陈皮 3 克，甘草 2 克，共研细末，分作 10 包，每服 1 包，1 日 2 次，温开水送下。有缓解梗阻作用。然后再接服胃癌散方或治胃癌汤方。

①九香虫：为蝽科昆虫九香虫的干燥体。味咸，性温。归肝、脾、肾经。功能理气止痛，温中助阳。用于胃寒胀痛，肝胃气痛，肾虚阳痿，腰膝酸痛。元素分析表明，九香虫的抗癌、抑癌元素锰和镁含量较高，致癌元素镍、铬、砷、镉、铍的含量较低，似可能有抗癌作用。

治肝癌经验方

按：据朱老介绍，化瘤丸和肝癌膏为道友高允旺主任医师在民间征集之验方，系高允旺院长1971年跟随休县祖传三代名医孔二交老学习时传授所得。他亲眼看到孔老治疗的效果，名不虚传。孔老认为本方有行气活血、消癥散结、补益扶正作用，治疗癥结久不消散，血瘀，右胁痛，或痛经、外伤跌仆。经临床观察，对肝硬化、肝脾大、肝癌均有一定效果。

■ 化瘤丸

【组成】 人参18克，桂枝、姜黄各6克，丁香18克，䗪虫6克，苏木、桃仁各18克，紫苏子、五灵脂、绛香各6克，当归12克，香附6克，吴茱萸2克，延胡索、水蛭、阿魏、艾叶、川芎各6克。

【制法】 上述诸药共为细末，加米醋250毫升浓煎，晒干，再加醋熬，如此3次，晒干。另用麝香6克（可以人工麝香代），大黄、益母草各24克，鳖甲50克，研细末，与之调匀，无菌环境下装0.3克胶囊。

【用法】 每日服4次，每次5粒，黄酒1杯为引，温开水送服。

■ 肝癌膏

【组成】 蟾蜍、丹参各30克，大黄60克，石膏80克，明矾、青黛各40克，黄丹30克，冰片60克，马钱子30克，黑矾20克，全蝎、蜈蚣各30克，牵牛子、甘遂各100克，水蛭20克，乳香50克，没药20克。

【制法】 用食醋1 000毫升文火熬至1/4为度；

第八讲　抗癌经验方选粹

或将上药研极细末，用醋调匀为厚糊状，涂敷于肝区或疼痛部位，以胶布固定，3日换1次。

朱老擅用虫类药治癌症，认为虫类药的一个重要功能是攻坚破积，所以能治疗各种肿瘤。下面是朱老介绍的另外3则治疗肝癌的经验方。

①蟾龙散：蟾酥5克，蜈蚣、儿茶各25克，参三七、丹参、白英、龙葵、山豆根各250克，共研极细末，每服4克，1日3次。有活血化瘀、散结消癥、清热解毒之功，并能镇痛。

②守宫散：守宫100条，低温烘干，研极细末，每服2克，1日3次，有解毒消坚、通络定痛，并有强壮作用。少数病例服后有咽干、便秘现象，可取麦冬、决明子各10克水泡代茶饮之。

③蜣蛭散：蜣螂、全蝎、蜈蚣、水蛭、僵蚕、守宫、五灵脂各等份，研极细末，每服4克，1日2次。有解毒消癥、化瘀止痛之功，抗癌药效较强。

朱批点睛

（虫类药）攻坚破积。机体的脏器发生病理变化，形成坚痞肿块，如内脏肿瘤、肝脾大等，宜用此法治疗，如大黄䗪虫丸治慢性肝炎、肝硬化、宫颈癌、子宫肌瘤等；近人用全蝎、蜈蚣、守宫治疗癌肿等。

——朱良春

隆重推荐 中医经典工具书系

——国医经典 历久弥新 嘉惠临床——

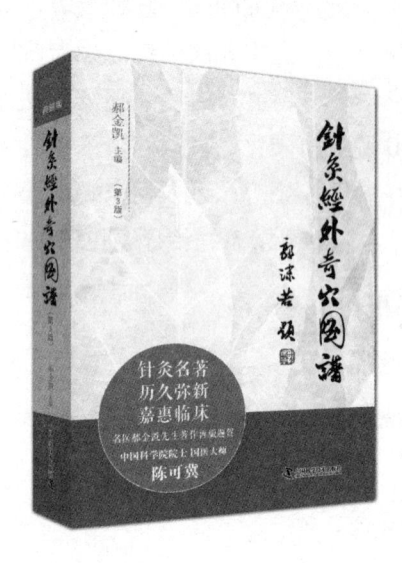

《针灸经外奇穴图谱》（精装典藏本）
定价：169.00 元

1963 年第一版。迄今第三版。
郭沫若先生曾为本书亲笔题名。

中国科学院院士、国医大师陈可冀先生为本书题词
——针灸名著 历久弥新 嘉惠临床

中医经典工具书，具有极高学术价值、收藏价值。
收录奇穴达 1649 个，国内收录最全。

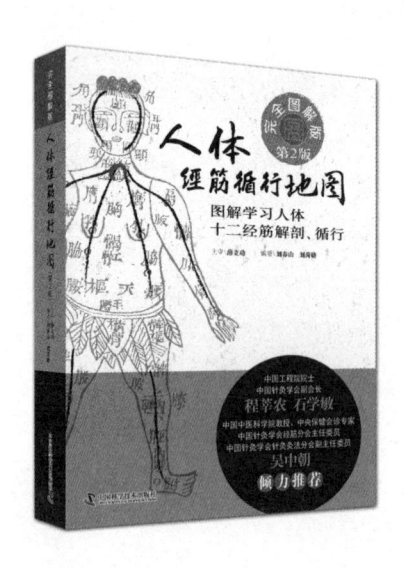

《人体经筋循行地图》（精装典藏本）
定价：59.00 元

2010 年第一版。迄今第二版。
第二版曾输出日本版权。

中国工程院院士程莘农、石学敏联袂推荐
中国针灸学会副会长程莘农亲笔作序

中医经典工具书，兼具学术价值、收藏价值。
收录经筋点达 200 余个，图文并茂，并附应用。

值得期待的中医临床力作

中国科技版广受欢迎的中医原创作品

（排名不分先后）

书　名	作者	定价
针灸经外奇穴图谱（超值彩色精装典藏版）	郝金凯	182.00 元
人体经筋循行地图（超值彩色精装典藏版）	刘春山	59.00 元
杏林薪传——一位中医师的不传之秘（修订版）	王幸福	29.50 元
医灯续传——一位中医世家的临证真经（修订版）	王幸福	29.50 元
杏林求真——跟诊王幸福老师嫡传实录（修订版）	王幸福	29.50 元
用药传奇——中医不传之秘在于量（典藏版）	王幸福	29.50 元
朱良春精方治验实录（修订版）	朱建平	26.50 元
印会河理法方药代教录（修订版）	徐　远	29.50 元
印会河脏腑辨证代教录（修订版）	徐　远	29.50 元
王光宇精准脉学带教录（修订版）	王光宇	29.50 元
脉法捷要——带您回归正统脉法之路（修订版）	刘建立	26.50 元
中医脉诊秘诀——脉诊一学就通的奥秘（修订版）	张湖德	29.50 元
医道求真之壹——临床医案笔记（修订版）	吴南京	29.50 元
医道求真之贰——临床心得笔记（修订版）	吴南京	29.50 元
医道求真之叁——用药心得笔记（典藏版）	吴南京	29.50 元
医道求真之肆——中医学习笔记（典藏版）	吴南京	29.50 元
中医薪传录——华夏中医拾珍（第一辑）（修订版）	王家祥	29.50 元
中医薪传录——华夏中医拾珍（第二辑）（修订版）	樊正阳	29.50 元
中医薪传录——华夏中医拾珍（第三辑）（典藏版）	孙洪彪	29.50 元
中医薪传录——华夏中医拾珍（第四辑）（典藏版）	孙洪彪	29.50 元

中华医夏系列丛书 朱良春精方治验实录·增补修订本·

书　名	作者	定价
医门凿眼——心法真传与治验录（修订版）	樊正阳	29.50 元
医门锁钥——《伤寒论》方证探要（修订版）	樊正阳	29.50 元
医门微言——凤翅堂中医讲稿（第一辑）（修订版）	樊正阳	29.50 元
医门微言——凤翅堂中医讲稿（第二辑）（典藏版）	樊正阳	29.50 元
医门推敲——中医鬼谷子杏林实践录（典藏版）	张胜兵	26.50 元
医方拾遗——一位基层中医师的临床经验（修订版）	田丰辉	26.50 元
医术推求——用药如用兵杂感（修订版）	吴生雄	29.50 元
医海存真——医海之水源于泉随诊实录（典藏版）	许太真	29.50 元
杏林碎金录——30年皮外科秘典真传（修订版）	徐　书	29.50 元
杏林心语——一位中医骨伤医师的临证心得（修订版）	王家祥	26.50 元
杏林阐微——三代中医临证心得家传（修订版）	关　松	26.50 元
杏林发微——杂案验案体悟随笔（修订版）	余泽运	29.50 元
杏林求效——杏林一翁临证经验集录（典藏版）	王　军	26.50 元
药性琐谈——本草习性精研笔记（修订版）	江海涛	29.50 元
伤寒琐论——正邪相争话伤寒（修订版）	江海涛	29.50 元
深层针灸——四十年针灸临证实录（修订版）	毛振玉	26.50 元
悬壶杂记——民间中医屡试屡效方（修订版）	唐伟华	29.50 元
谦雪堂医丛——百治百验效方集（修订版）	卢祥之	29.50 元
中医脉诊秘诀——脉诊一通百通的秘诀（修订版）	张湖德	29.50 元

全国各大书店及网上书店均有销售
邮购热线：010-63583170，63581131

出版社天猫旗舰店　　出版社官方微信